Cocina Fácil

¡Un Libro De Cocina Fantástico Para Aprender A Cocinar De Forma Fácil! (Spanish Edition)

Giulia Garcia

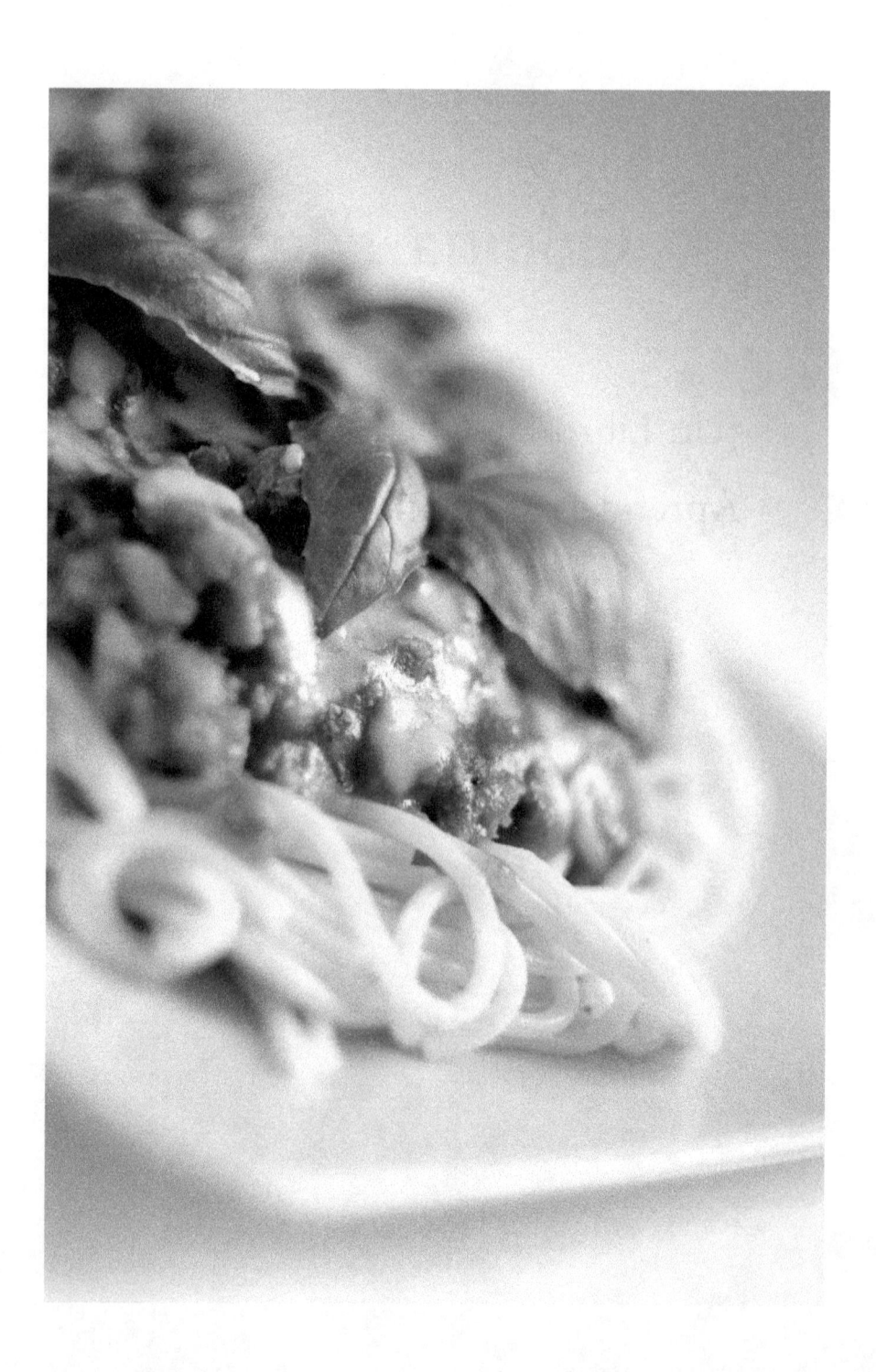

© Copyright 2021- Todos los derechos reservados.

Este libro está orientado a proporcionar información exacta y confiable sobre el tema. La publicación se vende con la idea de que el editor no está obligado a prestar servicios contables, permitidos oficialmente o de otra manera por servicios calificados. Si se necesita asesoramiento legal o profesional, se debe solicitar un profesional.
- De una Declaración de Principios que fue aceptada y aprobada igualmente por un Comité de la American Bar Association (Asociación Americana de Abogados) y del Committee of Publishers and Associations (Comité de Editores y Asociaciones). De ninguna manera es legal reproducir, duplicar o transmitir cualquier parte de este documento en forma electrónica o impresa. La grabación de esta publicación está estrictamente prohibida y no se permite el almacenamiento de este documento, a menos que tenga un permiso por escrito del editor. Todos los derechos reservados.
La información proporcionada en este documento se declara veraz y coherente, ya que cualquier responsabilidad, en términos de falta de atención o de otro tipo, por el uso o abuso de cualquier política, proceso o dirección contenida en este documento es responsabilidad solitaria y absoluta del lector receptor. Bajo ninguna circunstancia se tendrá responsabilidad legal o culpa alguna contra el editor por cualquier reparación, daño o pérdida monetaria debido a la información aquí contenida, ya sea directa o indirectamente.
Las marcas comerciales que se utilizan aquí no tienen ningún consentimiento y no tienen permiso ni respaldo del propietario de la misma. Todas las marcas comerciales y marcas en general de este libro son sólo para fines de aclaración y son propiedad de los propios dueños no afiliados a este documento.

Lenguado de limón	6
Tarta de ricotta y espinacas	7
polenta con marisco	8
Corona de arroz con guisantes	9
Guisantes cocidos	11
Trucha marinada	12
Goulash de conejo	13
Tagliatelle con Ricotta	14
Setas con patatas al horno	16
Pollo con arcilla	18
Ternera mexicana en gelatina	19
Pechugas de pollo de verano	22
Ternera con crema de yogur	23
Asado con nueces	24
Barras de tomate de verano	26
Apetitosos panecillos	27
Lengua Salmistrata Crostoni	28
Ensalada de setas	30
Rollos de jamón para niños	31
Rollos de pescado	32
Roulades de pescado	34
Pasta al horno con alcachofas	36
Puerros gratinados	37
Sopa de arroz con espárragos	39
Filete asado al espeto	40
Guiso para niños	42
Patatas rellenas al horno	43
Pollo a la naranja	45
Rosti	46
Conejo y piñones	47
Carne en rodajas	49
Lubina y aceitunas	50
Langostinos en guiso	51
Fruta Mozzarella	53
Chuleta vegetariana	55
Huevos rústicos	56
Estofado de cerdo	58
Cerdo agridulce	59
Pollo Goloso	60
Estofado irlandés	62
Alcachofas rellenas	63
Pollo crujiente	64
Cordero al horno	66
Pollo enrollado	67

CERDO CON VINO	68
ESTOFADO DE TERNERA	70
CARNE A LA PARRILLA	71
COTECHINO Y LENTICHCIE	72
ASADO DE LECHE	74
CONEJO DE CAMPO	75
FILETES DE BACALAO	76
SARDINAS A BECCAFICO	78
CALLOS A LA PARMESANA	79

Lenguado de limón

Tiempo requerido: 30'

Ingredientes para 4 personas

4 lenguados 6 cucharadas de caldo de carne 2 cucharadas de vinagre zumo de 1 limón 2 cucharadas de vino blanco 2 clavos 2 hojas de laurel 1 cebolla Sal pimienta

Procedimiento:

Retirar la cabeza y la cola del lenguado, picar el ajo, la cebolla, el zumo de limón y 1 cazo de caldo, el vinagre y el vino, mezclar todo y reservar 1 taza de la mezcla, el resto ponerlo en una fuente de horno y poner el pescado, sal y pimienta. Después de 10 minutos de cocción, añadir el líquido restante después de otros 10 minutos encender una sartén, y terminar de cocinar los lenguados, la sartén dará un bonito color dorado al pescado servido bien caliente.

Tarta de ricotta y espinacas

Tiempo necesario: 1 h

Ingredientes para 4 personas

- 400 g de espinacas congeladas
- 200 g de queso ricotta
- 2 huevos enteros
- 1 clara de huevo
- 40 g de queso parmesano
- 1 pizca de nuez moscada
- sal
- pimienta

Procedimiento:

Picar las espinacas y añadir la ricotta, sazonar con nuez moscada rallada, sal y pimienta, añadir las yemas de los huevos y el queso parmesano, hacer la mezcla lisa y homogénea aparte de batir las claras a punto de nieve e incorporarlas teniendo cuidado de no desmontarlo poner todo en una fuente de horno y cocinar a 200 grados durante 45 minutos cuando el torino estará bien hinchado y dorado, servir caliente

polenta con marisco

Tiempo necesario: 1 h

Ingredientes para 4 personas

8 rodajas de polenta 300 g de gambas 300 g de mejillones 300 g de pulpitos 1/2 cebolla 1 diente de ajo 3 cucharadas de vino blanco seco 1 punta de guindilla 1 mechón de albahaca 2 cucharadas de caldo 3 tomates maduros 1 mechón de perejil sal

Procedimiento:

Tostar la polenta hecha en rodajas en una sartén acanalada picar el ajo perejil ponerlos en una olla con 2 dedos de agua, añadir los mejillones y las gambas, tapar y encender el fuego. Al cabo de un rato los mejillones estarán abiertos, desgrana los mejillones y las gambas. Sofreír la cebolla y el ajo, añadir el pulpo pequeño limpio, añadir un vaso de vino blanco, añadir los tomates cortados en dados y dejar cocer durante 30 minutos a fuego medio, después añadir los mejillones y las gambas, el perejil, el limón y la albahaca, disponer el marisco sobre la polenta y regar con el caldo.

Corona de arroz con guisantes

Tiempo requerido: 40

Ingredientes para 4 personas

350 g de arroz 1 kg de guisantes frescos 1 cebolla 80 g de jamón crudo 1 ramita de perejil 1 litro y medio de caldo 3 cucharadas de queso parmesano rallado Sal Pimienta

Preparación:

Rehogar las cebollas bien picadas, ponerlas en dos ollas diferentes, añadir un cazo de caldo en ambas ollas y cocer. En una de las dos ollas, añadir el jamón cortado en trozos con los guisantes y cocer durante 40 minutos en la segunda olla, añadir el arroz y cocerlo durante 15 minutos, añadiendo caldo si es necesario.

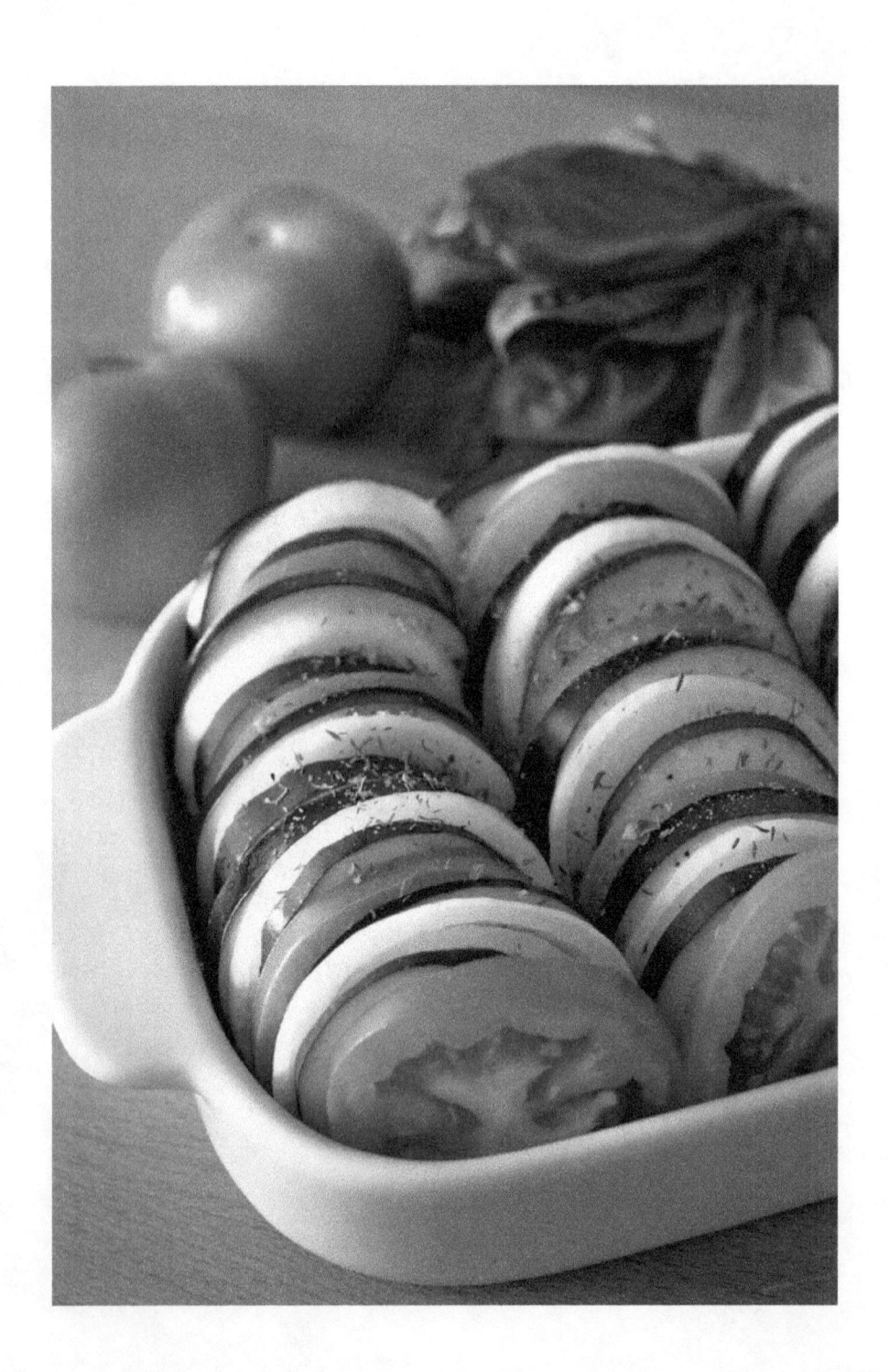

Guisantes cocidos

Tiempo requerido: 40

Ingredientes para 4 personas

1 kg de guisantes frescos
unas cuantas hojas de lechuga
100 g de cebollas tiernas
50 g de jamón
2 cazos de caldo
pimienta

Preparación:

Desgrana los guisantes, corta las cebolletas y corta la lechuga y el jamón en tiras. Poner todo junto en una cacerola antiadherente y dorar ligeramente a fuego alto, removiendo constantemente con una cuchara de madera. A continuación, se añade el caldo, se baja el fuego, se tapa y se deja cocer todo durante unos 30 minutos, dándole la vuelta de vez en cuando. Al final de la cocción, deje que la salsa se cocine, si es necesario; ajuste la pimienta según su gusto, retire del fuego y sirva inmediatamente.

Trucha marinada

Tiempo necesario: 20 minutos

Ingredientes para 4 personas

trucha pequeña lista para cocinar 1 vaso de vino tinto 1/2 cebolla 1 diente de ajo 1 ramita de mejorana 1 mechón de perejil zumo de limón harina sal y pimienta unas rodajas de limón unos mechones de perejil

Procedimiento:

Haga una mezcla de cebollas picadas cortadas en medias lunas y perejil al ajo y póngala en el fondo de una sartén con paredes altas. Poner el pescado en la picada, y llenar la sartén con zumo de limón (la trucha debe estar completamente sumergida) dejar reposar durante 24 horas con la ayuda de un colador filtrar el adobo y pasar en una sartén la trucha ya caliente, añadir el adobo filtrado y cocinar durante 10 minutos a fuego alto servido con perejil y limón

Goulash de conejo

Tiempo requerido: 1 he 30

Ingredientes para 4 personas:

1,200 kg de conejo 80 g de jamón 1 cebolla 1 cucharada de harina 1 diente de ajo 1/4 l de vino tinto 2 cazos de caldo 1 cucharada de pimentón 2 cl de crema agria Sal

Procedimiento:

Cortar el ajo en trozos grandes. Rehogar la cebolla roja picada y el jamón (si está demasiado seco, añadir 1 cazo de caldo), enharinar los trozos de cono en la olla. Añadir todas las especias que se quieran, sin exagerar, sal y pimienta al gusto, añadir el pimentón dulce y dejar cocer durante 30/40 minutos a fuego moderado con la tapa puesta, en este momento añadir la crema agria y dejar cocer otros 5 minutos, servir el conejo con abundante salsa de cocción.

Tagliatelle con Ricotta

Tiempo necesario: 20

Ingredientes para 4 personas

- 350 g de tallarines
- 200 g de queso ricotta
- 1 ramita de perejil
- 1 pizca de mejorana
- 2 cucharadas de queso parmesano rallado
- 40 g de nueces en grano
- sal y pimienta

Procedimiento:

picar el perejil y ponerlo en un bol con las nueces partidas a mano ricotta parmesano mezclar todo hasta conseguir una bonita mezcla homogénea poner a hervir una olla de agua y añadir la pasta, cuando esté cocida escurrirla guardando un vaso de agua de cocción añadir el agua de cocción a la mezcla e introducir la pasta servir inmediatamente

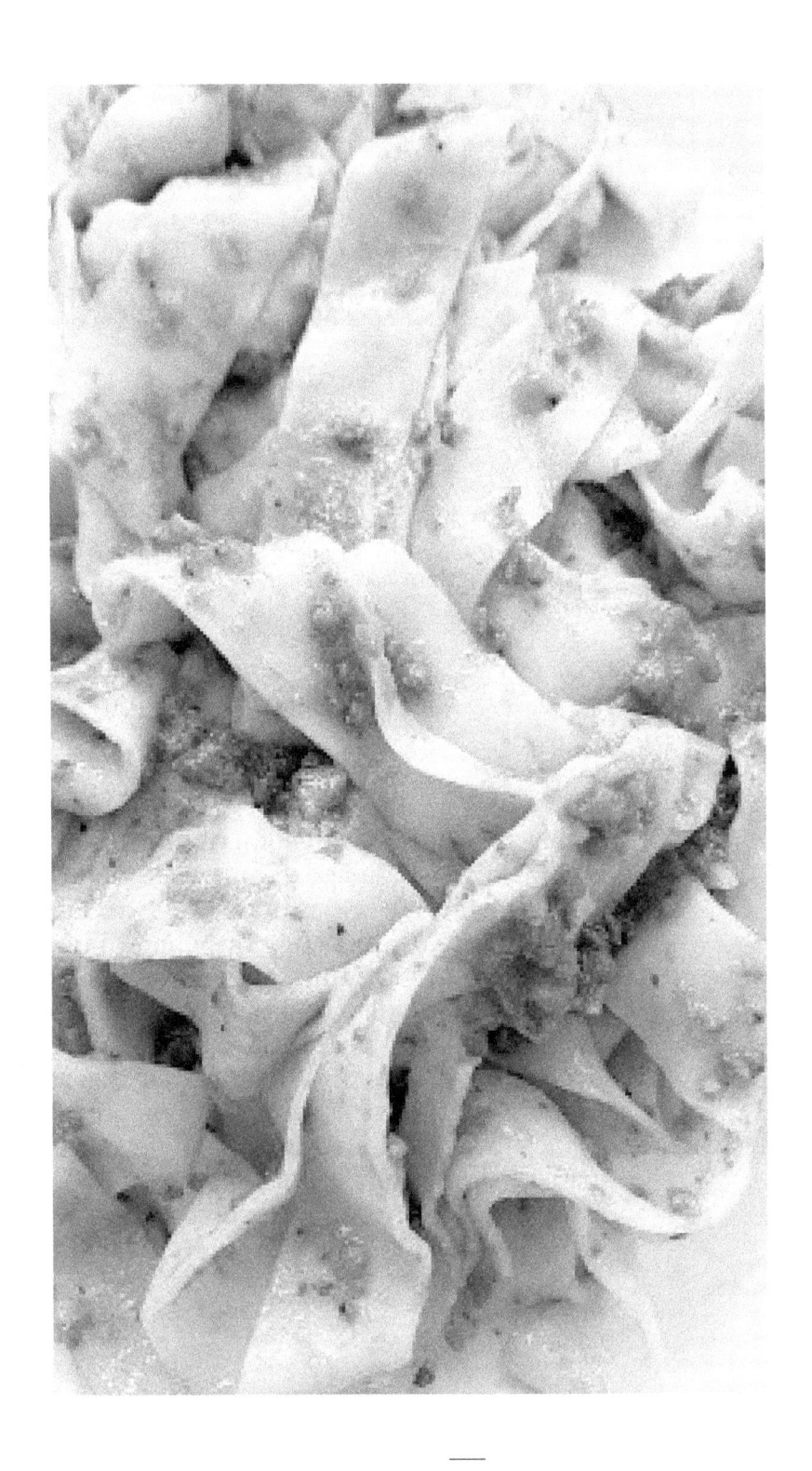

Setas con patatas al horno

Tiempo requerido: 1 h y 30'

Ingredientes para 4 personas

4 patatas; 400 g de champiñones frescos; 1 ramita de perejil; 1 diente de ajo; queso parmesano rallado al gusto queso parmesano rallado; 2 vasos de leche; sal de leche; sal; pimienta.

Procedimiento:

Cocer las patatas en agua hirviendo durante unos 45 minutos, luego escurrirlas, dejarlas enfriar, pelarlas y cortarlas en rodajas. Mientras tanto, limpiar bien los champiñones con un cuchillo pequeño y un paño húmedo y cortarlos en rodajas finas. A continuación, picar finamente el diente de ajo y el perejil después de haberlos lavado cuidadosamente y haberles quitado los tallos. En una fuente apta para el horno, colocar una capa de patatas cortadas en rodajas, sazonar con sal y pimienta recién molida y espolvorear con un poco de la mezcla picada y el queso parmesano rallado. A continuación, forme una capa de setas y sazónela como la anterior.

Repetir las capas descritas hasta agotar los ingredientes, rociar con leche y hornear a 200°C durante unos 30 minutos. Sirva esta preparación bien caliente.

Pollo con arcilla

Ingredientes para 4 personas

1 pollo 1/2 limón 2 hojas de papel vegetal arcilla dura sal y pimienta

Procedimiento:

Se chamusca el pollo desplumado, se limpia, se lava y se seca bien. Colóquelo sobre una hoja grande de papel vegetal o gamen. Dentro del pollo poner sal, pimienta y mesmo limón. Envuelve el pollo en el papel, ciérralo bien por los lados y luego envuelve el paquete en la segunda hoja de papel. En la bandeja del horno o en un molde cuadrado, coloque una capa de arcilla de unos tres centímetros de altura, coloque el paquete que contiene el pollo y cúbralo por cada lado con otra capa de arcilla de tres centímetros de altura. Introducir la preparación en un horno caliente (a unos 200 °C) durante 2 horas; cuando llegue el momento de servir, colocar el bloque de arcilla sobre una tabla de cortar o una placa de metal y aplastarlo con un martillo. Retirar el papel, colocar el pollo en un plato y servir.

Ternera mexicana en gelatina

Ingredientes para 4 personas:

400 gr de carne de ternera cortada en rodajas 80 gr de lomo de cerdo 80 gr de jamón medio diente de ajo (al gusto) 50 gr de pan rallado - Leche una yema de huevo rallada cáscara de limón hojas de hierba de salvia una cucharada y media de queso parmesano rallado nuez moscada - 80 gr de mantequilla harina - un trozo de nuez para un litro de gelatina sal y pimienta

Procedimiento:

Sobre las lonchas de carne batida de unos 12x6 cm de ancho, extender con la hoja de un cuchillo el siguiente relleno: pasar dos veces por la picadora de carne el lomo de cerdo, el jamón, el ajo y el pan rallado mojado en leche y exprimido; mezclar la yema de huevo y la corteza de limón, el queso parmesano, la sal, la pimienta, la nuez moscada y mezclar todo bien. Enrollar las lonchas de carne así preparadas, juntarlas de dos en dos con una hoja de salvia en medio y clavarlas en dos palillos. Asegúrate de que los mexicanos estén bien cerrados. Derrite la mantequilla en una sartén, añade los mexicanos ligeramente enharinados y deja que se doren por todos los lados. Verter un poco de caldo, tapar y cocer lentamente durante unos 3/4 de hora hasta que la salsa se haya reducido. Retirarlas, colocarlas sobre papel absorbente y dejarlas enfriar completamente. Colóquelos en un plato hondo y cúbralos con la gelatina caliente pero líquida. Mantener el plato en la nevera durante unas horas antes de servirlo.

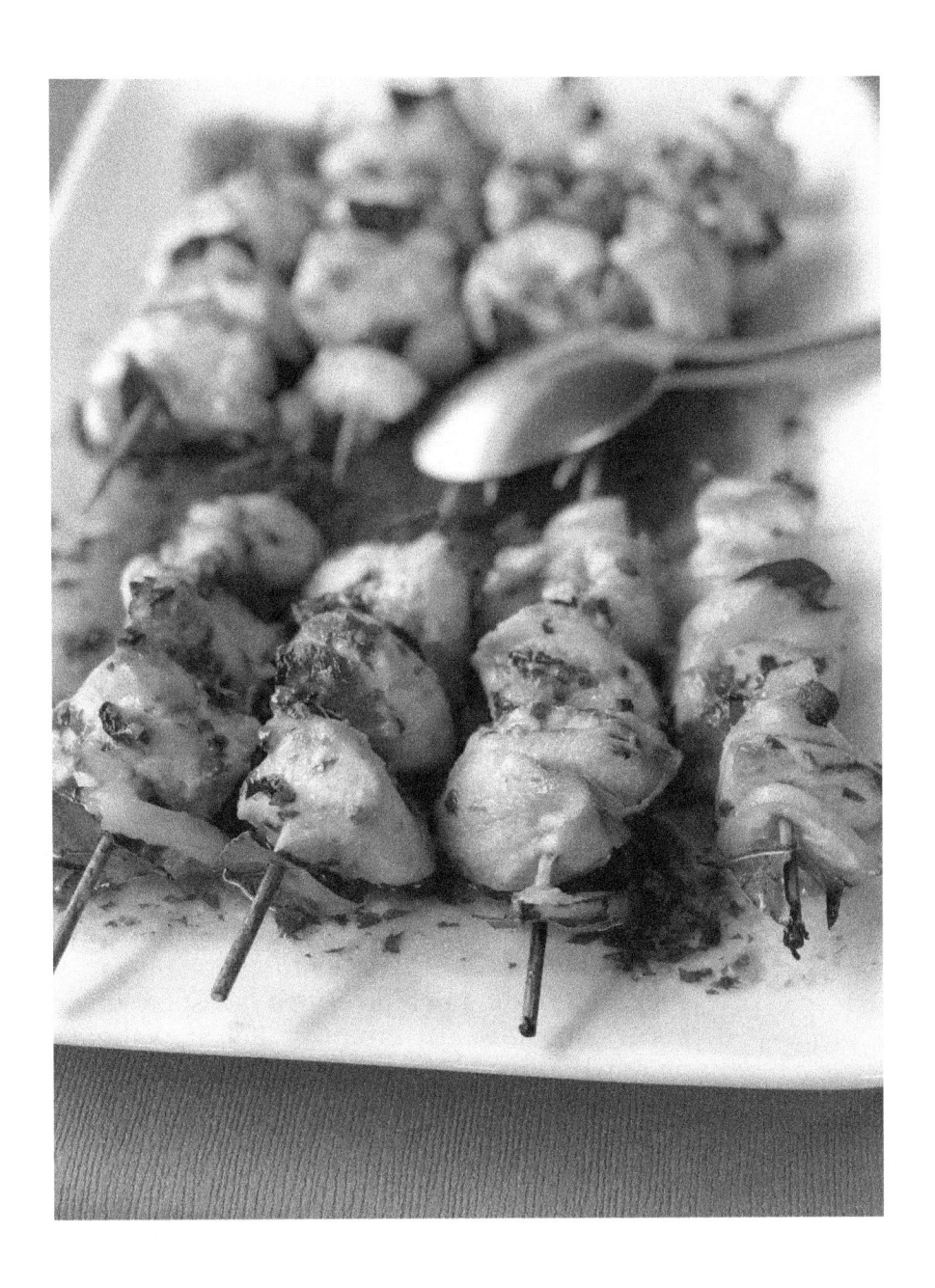

Pechugas de pollo de verano

Tiempo requerido: 25

Ingredientes para 4 personas

- 4 pechugas de pollo
- 1 pimiento verde
- 1 tomate
- 2 anchoas saladas
- 1 cazo de caldo
- sal

Procedimiento:

Tostar los pimientos en una parrilla y cortarlos en tiras, cortar el tomate en trozos pequeños, sazonarlo y dejarlo reposar Calentar una sartén antiadherente, cuando esté caliente, poner las pechugas de pollo, sacudirlas y cocerlas bien durante unos instantes, bajar el fuego y añadir el caldo sobre la carne, dejar cocer durante 10 minutos Servir caliente acompañado de la ensalada de tomate y pimientos asados

Ternera con crema de yogur

Tiempo necesario: 1 hora y 30 minutos

Ingredientes para 4 personas

- 800 g de cuadril de ternera en una sola pieza
- 1 vaso pequeño de coñac
- salvia; romero
- 1 cazo de caldo
- 1 diente de ajo
- 1 bote de yogur
- sal y pimienta

Procedimiento:

poner en una cacerola el romero picado, el ajo y la salvia sin freír, añadir el coñac y llevar a ebullición luego añadir la carne y darle la vuelta por todos los lados cocer durante 1,5 horas añadiendo el caldo en cuanto falte después de 1 hora de cocción añadir el yogur y dejar la olla sin tapa pasada nuestra hora y media, cortar la carne en rodajas y colocarla en una fuente servir con mucha salsa de cocción

Asado con nueces

Ingredientes para 4 personas

- 600 gr de cuadril de ternera en una sola pieza
- jamón cocido en lonchas
- 5 rebanadas de queso
- 60 gr de nueces en grano
- un mechón de perejil picado
- mantequilla o margarina
- 1/2 litro de leche
- sal y pimienta

Procedimiento:

Batir la carne, poner encima el jamón cocido, las lonchas de queso, el perejil y las nueces picadas. Enrollar la carne, atarla bien para que no se salga el relleno y dorarla en una sartén con mantequilla. Cuando el asado se haya dorado por todos los lados, salpimentar, rociar con la leche y cocinar a fuego medio durante una hora y media aproximadamente para que la leche se seque y el líquido de cocción se vuelva cremoso. Servir el asado cortado en rodajas y cubierto con la salsa.

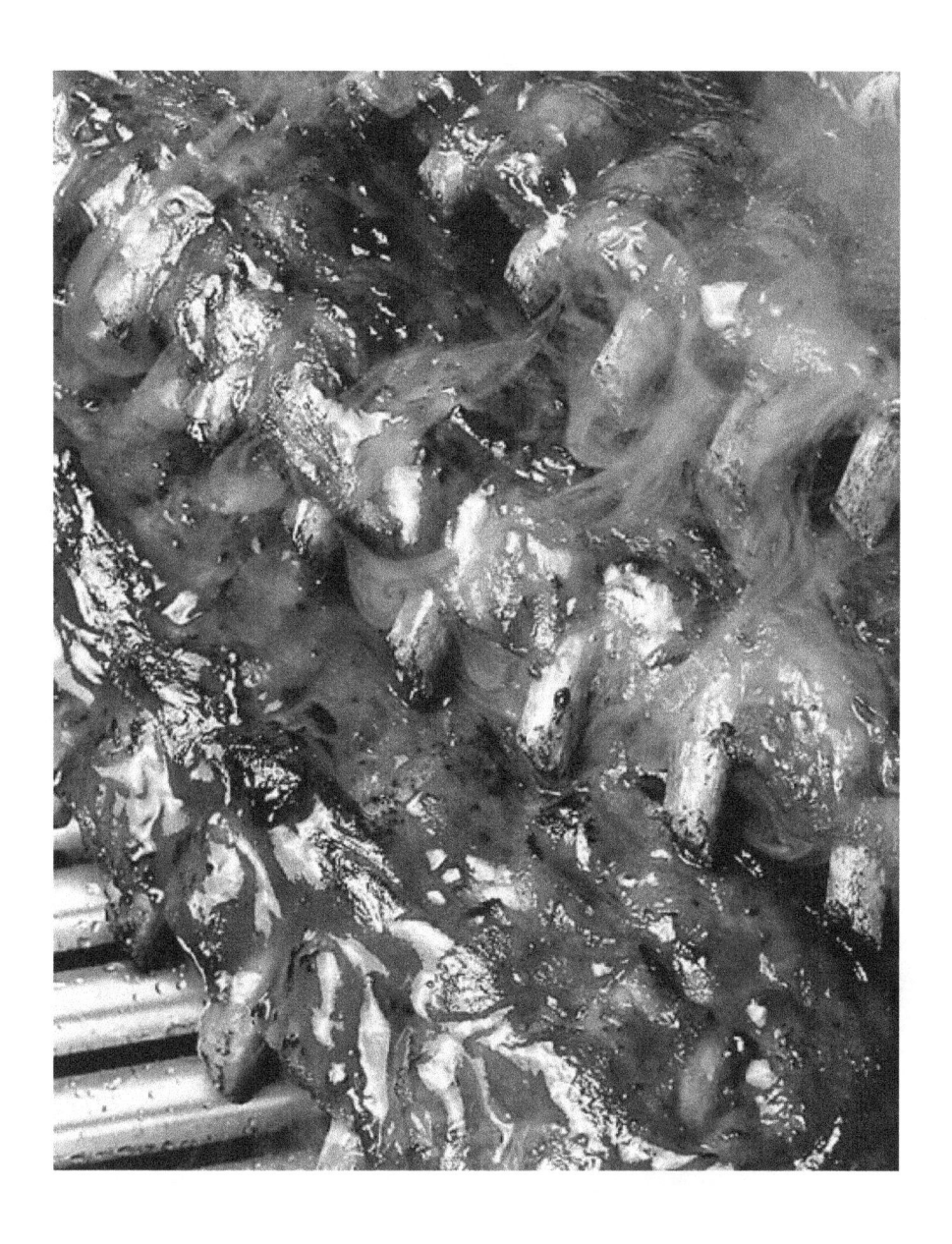

Barras de tomate de verano

Tiempo requerido: 20'

Ingredientes para 4 personas

- 4 tomates
- 2 quesos
- albahaca
- sal
- pimienta blanca

Procedimiento:

cortar y vaciar los tomates y reservar el interior cortar la pulpa de los tomates y añadir sal pimienta y queso de cabra, añadir unas hojas de albahaca picada rellenar los botes de tomate con la mezcla servir con ensalada de lechuga

Apetitosos panecillos

Tiempo requerido: 15

Ingredientes para 4 personas

- 8 f lonchas de jamón cocido magro
- 200 g de queso blando
- aceitunas verdes
- 1/2 tomate maduro
- albahaca
- 2 cucharadas de leche
- sal y pimienta

Procedimiento:

Retire el hueso de las aceitunas y córtelas en trozos pequeños, corte en dados el pomo doro y pique finamente las hojas de albahaca después de lavarlas. En un bol, mezclar el queso con la leche y una pizca de sal y pimienta hasta obtener una crema untable, añadir las aceitunas, el tomate y la albahaca y volver a mezclar. Repartir la mezcla de queso a partes iguales sobre las lonchas de jamón, extenderla bien y enrollar las lonchas de forma que el relleno quede dentro. Servir los rollos en una fuente adornada con hojas de ensalada.

Lengua Salmistrata Crostoni

Tiempo necesario: 20

Ingredientes para 4 personas

150 g de lengua salada 1/2 cebolla 300 g de coliflor hervida 1 cucharada de alcaparras 1 ramita de perejil 1 pastilla de caldo 4 cucharaditas de queso parmesano rallado 4 rebanadas de pan Sal pimienta

Procedimiento:

Freír la cebolla picada y añadir un vaso de agua y la pastilla de caldo. Cuando el agua se haya evaporado casi por completo, añadir la lengua cortada en rodajas y la coliflor cocinar durante 15 minutos y luego añadir una picada de alcaparras aceitunas y perejil, continuar la cocción durante otros 5 minutos girando de vez en cuando tostado en el filete de rebanadas de pan servido con rebanadas de lengua acompañado de picatostes

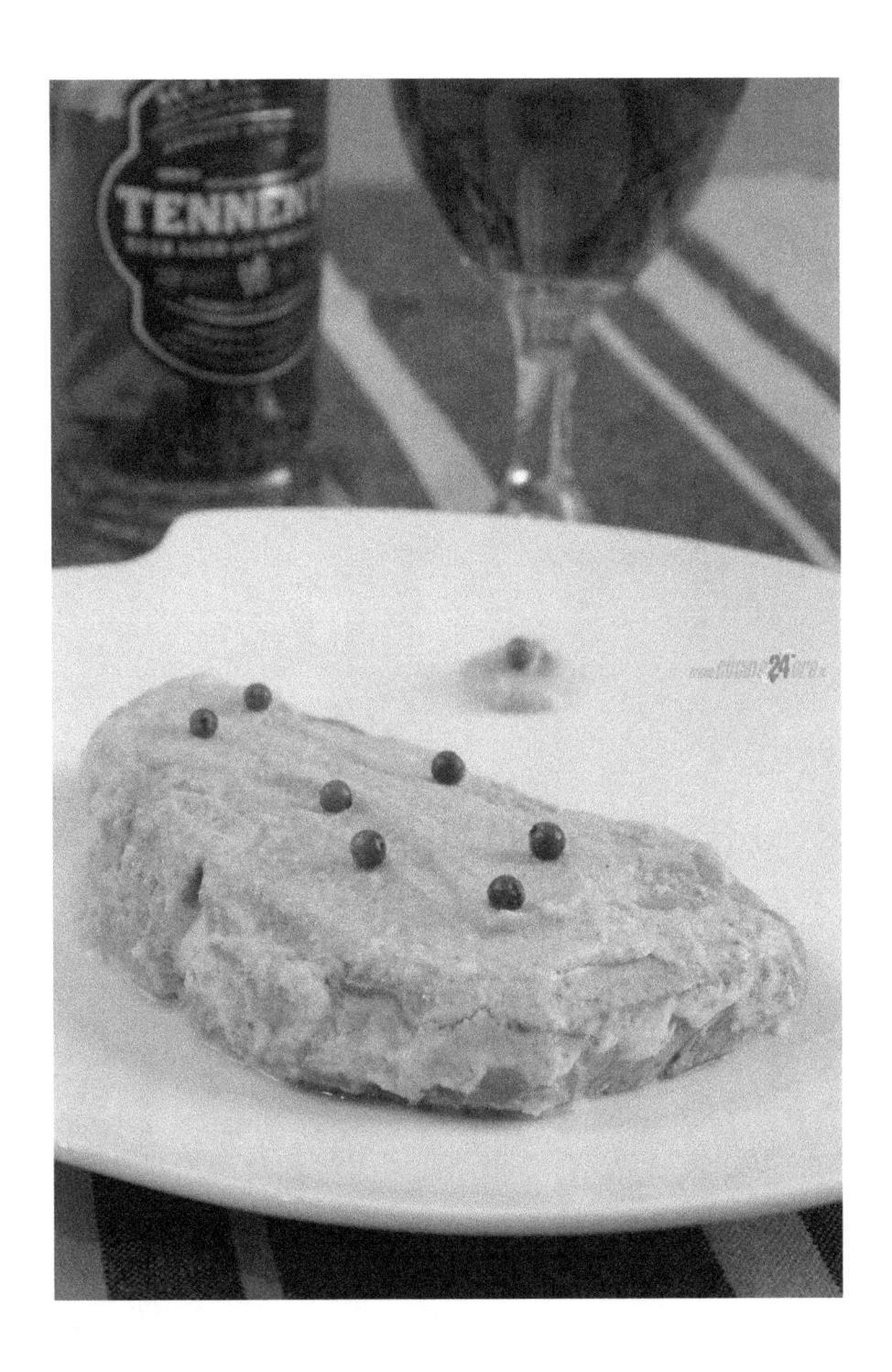

Ensalada de setas

Tiempo necesario: 20 minutos

Ingredientes para 4 personas

- 600 g de setas frescas
- 2 yemas de huevo
- perejil
- zumo de 1/2 limón
- 2 cucharaditas de alcaparras
- sal y pimienta

Procedimiento:

Raspe las setas con un cuchillo pequeño, eliminando los fondos y la tierra, y luego lávelas bien con un paño húmedo, sin ponerlas bajo el grifo porque perderían todo su aroma. Por último, sécalos y córtalos en rodajas finas. Poner las yemas de huevo en un bol grande y, con una cuchara de madera, batirlas con el zumo de limón, un poco de sal y un poco de pimienta. Lavar cuidadosamente el perejil, quitarle los tallos y picarlo finamente junto con las alcaparras. Añade la mezcla picada a los huevos, vierte las setas en el bol y remueve bien hasta que los ingredientes estén bien mezclados.

Rollos de jamón para niños

Tiempo requerido: 15

Ingredientes para 4 personas

- 5 lonchas de jamón cocido magro
- 200 g de queso ricotta
- 150 g de torno natural
- 1 puñado de aceitunas sin hueso
- 1 mechón de perejil
- 2 cucharaditas de marsala
- sal
- pimienta
- jalea lista.

Procedimiento:

Picar el perejil y añadir las aceitunas batidas aparte preparar el queso ricotta junto con el atún, añadir el perejil con las aceitunas, sal y pimienta trabajar hasta conseguir una mezcla suave y homogénea. Coloque las lonchas de jamón y extienda la mezcla, enrolle las lonchas para formar panecillos y sirva con ensalada fresca.

Rollos de pescado

Tiempo requerido: 30'

Ingredientes para 4 personas

4 filetes de pescado 1 diente de ajo 1 ramita de perejil
2 filetes de anchoa 4 tomates 8 cucharaditas de arroz hervido 1 hoja de laurel 1 cazo de caldo, posiblemente de pescado 1/2 vaso de vino blanco sal pimienta

Procedimiento:

Picar el perejil, el ajo y las anchoas, crear un cubo de tomate y añadirlo a la mezcla dividir la mezcla en 2 partes iguales y distribuirla sobre el rollo de filete y asegurar con un palillo colocar los rollos en una cacerola, añadir la hoja de laurel desmenuzada el vino y el caldo, cocinar durante 25 minutos a fuego lento con la tapa puesta los últimos 5 minutos, quitar la tapa y subir el fuego

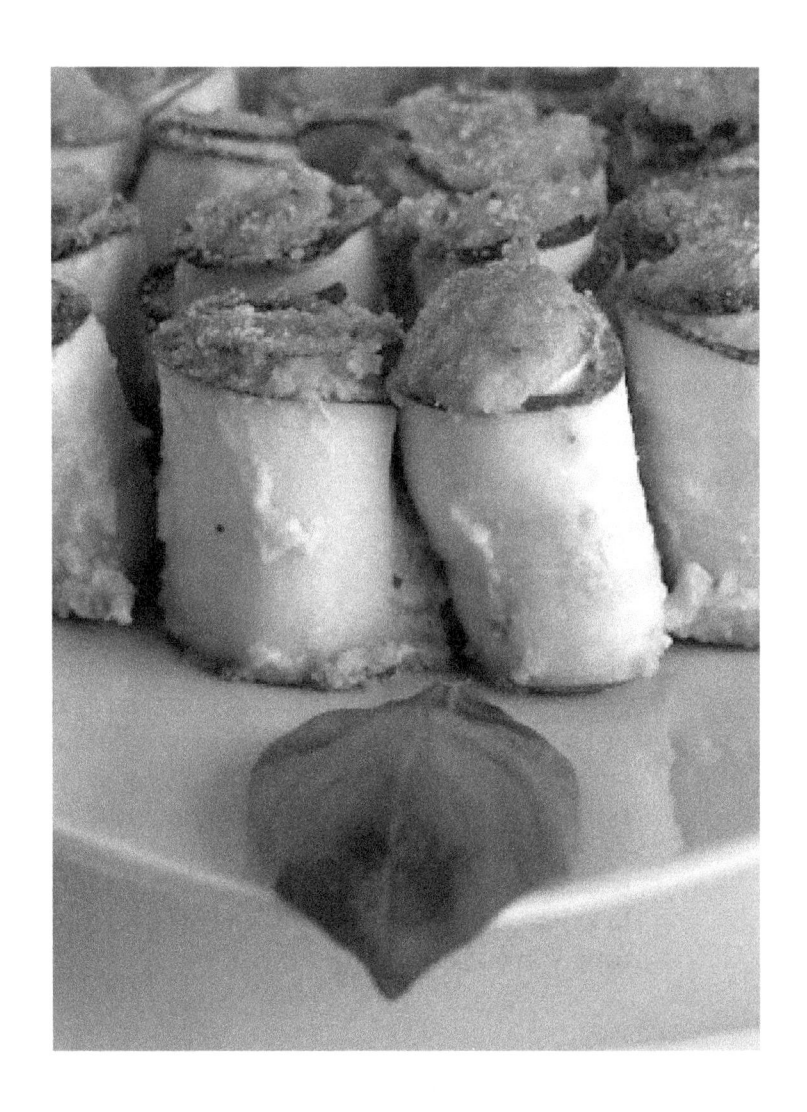

Roulades de pescado

Tiempo requerido: 30'

Ingredientes para 4 personas

4 filetes de pescado 1 diente de ajo 1 ramita de perejil 2 filetes de anchoa 4 tomates 8 cucharaditas de arroz hervido 1 hoja de laurel 1 cucharón de caldo, posiblemente de pescado 1/2 vaso de vino blanco Sal Pimienta

Procedimiento:

Picar el perejil, el ajo y las anchoas, crear un cubo de tomate y añadirlo a la mezcla dividir la mezcla en 2 partes iguales y distribuirla sobre el rollo de filete y asegurar con un palillo poner los rollos en una cazuela, añadir la hoja de laurel desmenuzada el vino y el caldo, cocinar durante 25 minutos a fuego lento con la tapa puesta los últimos 5 minutos, quitar la tapa y subir el fuego

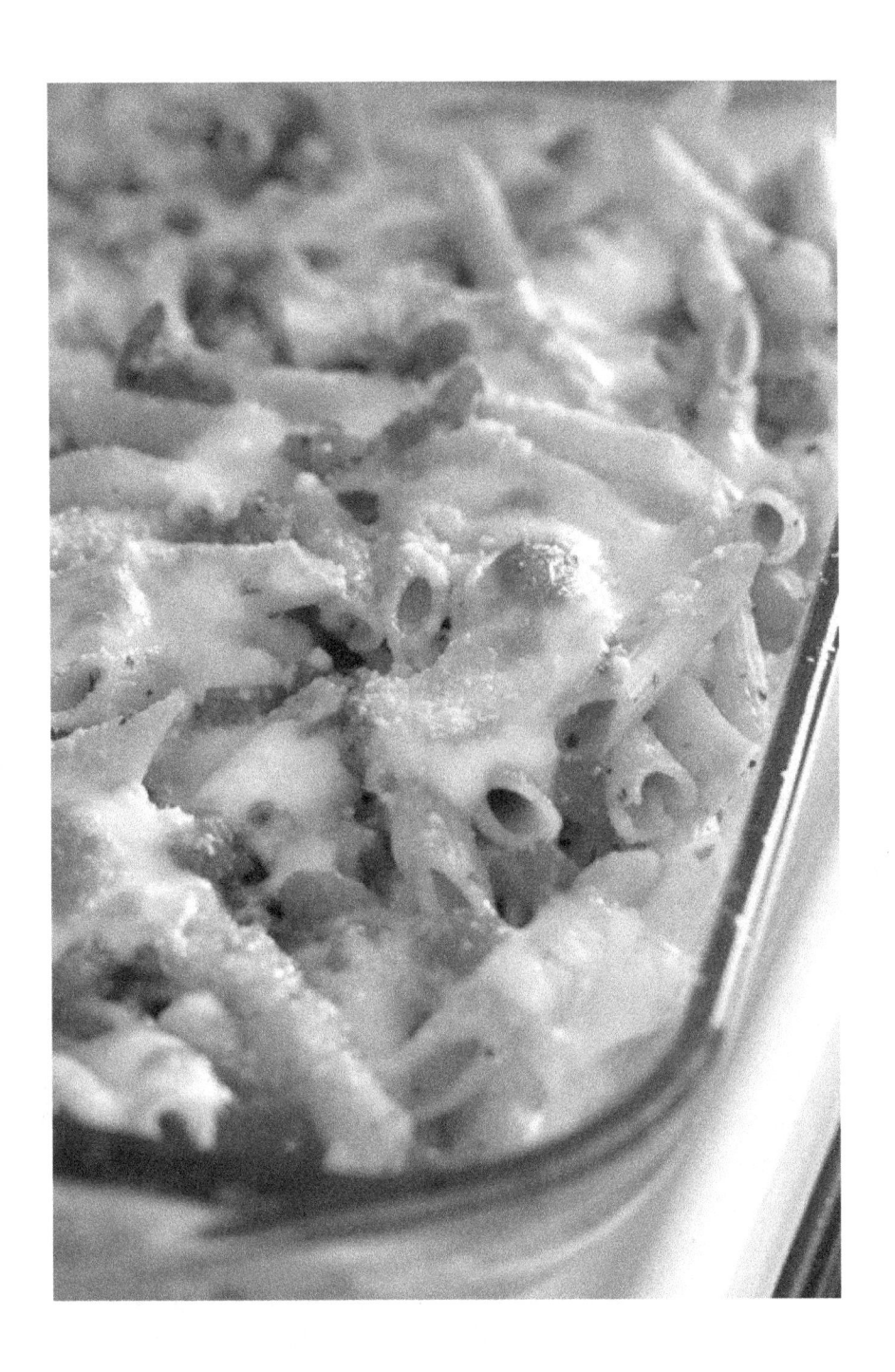

Pasta al horno con alcachofas

Tiempo requerido:

Ingredientes para 4 personas:

350 g de macarrones 4 alcachofas 1 cebolla pequeña 2 cazos de caldo 1 ramita de perejil 1 mozzarella 30 g de queso parmesano rallado 6 cucharadas de leche Sal pimienta

Procedimiento:

limpiar las alcachofas quitando las hojas más duras y cortarlas en rodajas finas hacer un sofrito de cebollas picadas y luego añadir las alcachofas con un cucharón de caldo, salpimentar la pasta cocida con la salsa de alcachofas en una fuente de horno colocar la mitad de la pasta en la mesa, crear una capa de mozzarella frana huevos duros y jamón y cubrir con el resto de la pasta, crear una última capa de queso parmesano rallado y meter en el horno hasta que se cree una costra de color en toda la bandeja.

Puerros gratinados

Tiempo requerido, 50

Ingredientes para 4 personas

- 1,5 kg de puerros
- 1 diente de ajo
- 1 cazo de caldo
- 200 g de tomates pelados
- 1 trozo de perejil
- 20 g de pan rallado
- 200 g de queso parmesano rallado
- sal
- pimienta

Procedimiento:

Limpie los puerros y cuézalos en agua hirviendo durante 20/25 minutos, escúrralos y póngalos en una fuente de horno, pique el ajo y el perejil, corte los tomates en dados y póngalos encima de los puerros, salpimiente, cree una capa de queso parmesano y hornee durante 30 minutos en el horno (durante los últimos 10 minutos de cocción, encienda sólo el grill, para crear una corteza dorada). Sirva esta preparación caliente.

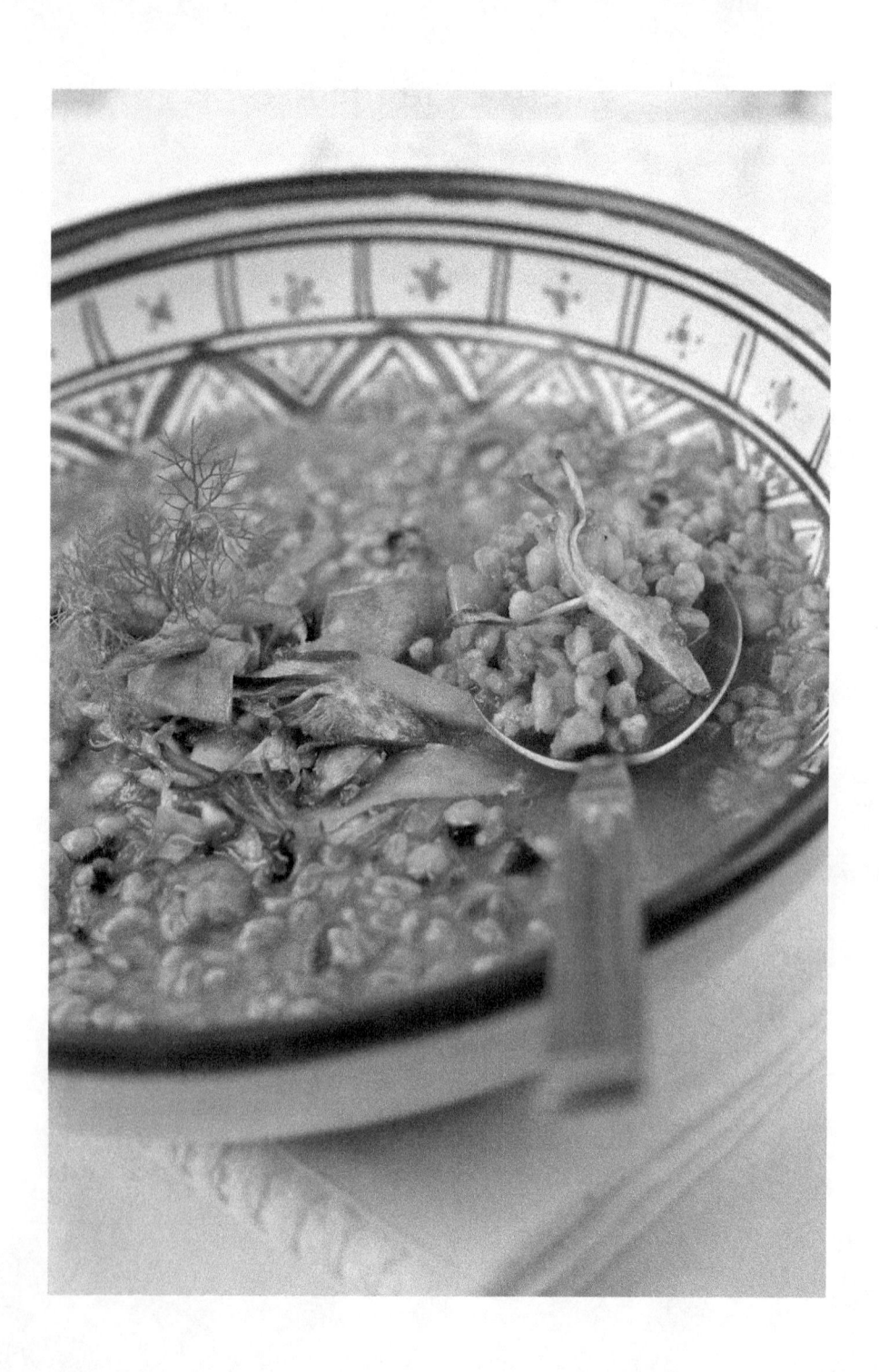

Sopa de arroz con espárragos

Tiempo requerido: 25

Ingredientes para 4 personas

- 200 g de arroz
- 500 g de espárragos
- 1 ramita de perejil
- 1 cebolleta
- 30 g de queso parmesano rallado
- 1 huevo
- 1litro y 1/2 de pastilla de caldo
- sal y pimienta

Procedimiento:

Cortar los espárragos en trozos de 4 cm Hacer un sofrito de cebollas picadas y sofreírlas con un cazo de caldo, añadir los espárragos y después de unos minutos añadir el resto del caldo cuando el caldo llegue a hervir, añadir el arroz y cocerlo durante unos 15 minutos por separado batir el huevo con el perejil y el queso parmesano verter todo en la olla con el arroz, subir el fuego y cocinar durante 5 minutos, servir caliente.

Filete asado al espeto

Ingradeinti para 4 personas:

- 400 g de filete de ternera
- Pan de molde
- 150g de tocino
- sabio
- Pimienta salada
- mantequilla

Procedimiento:

crear cuadrados de pan de filete de ternera y panceta de cerdo, alternar todos los elementos en los pinchos. Cuando todas las brochetas estén listas, salpimiéntalas y rocíalas con mantequilla derretida, calienta el horno o la parrilla y cocínalas durante 30 minutos en el horno o 20 en la parrilla. Tenga cuidado de no dejar que las hojas de salvia se quemen.

Disfrute de su comida

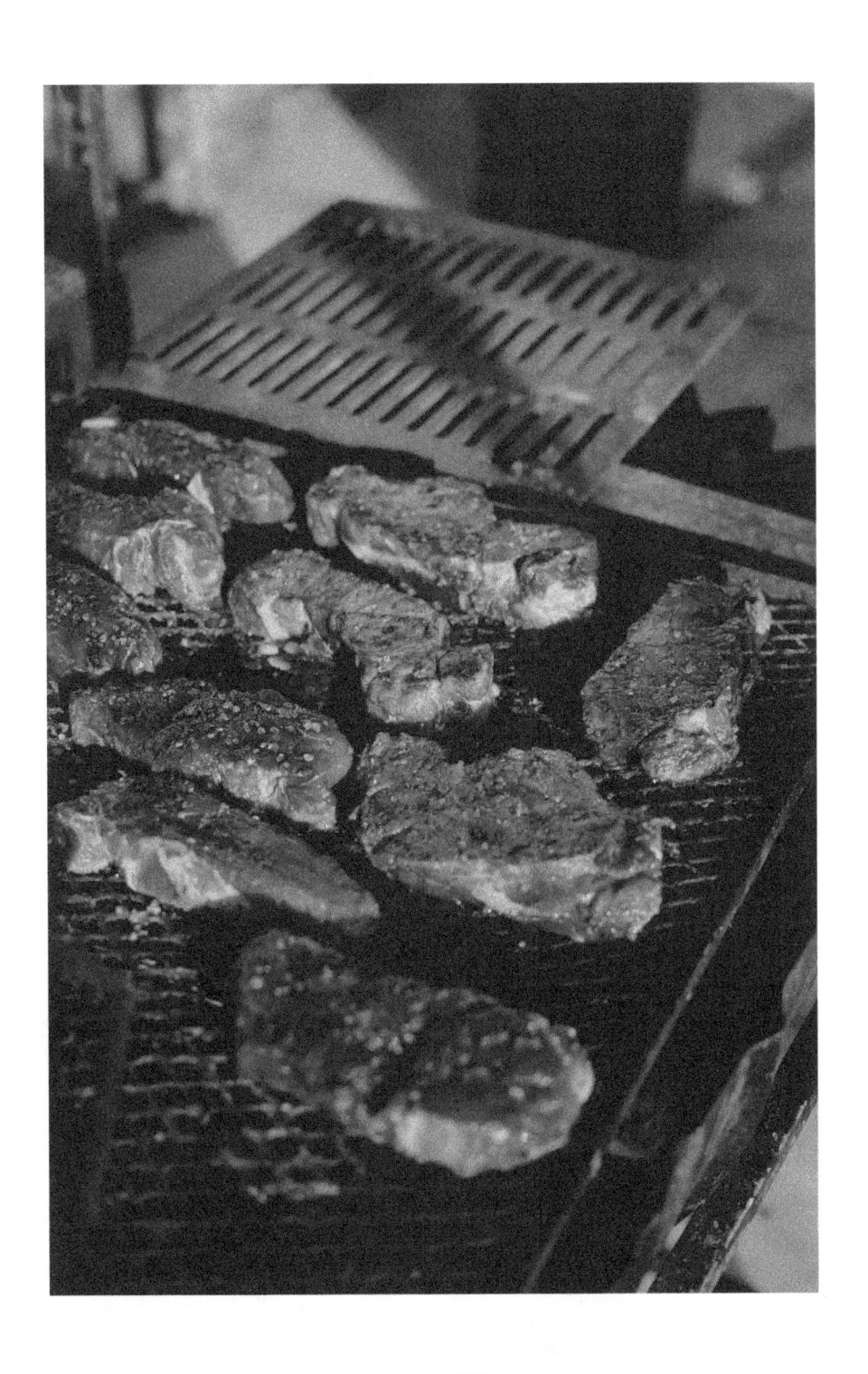

Guiso para niños

Ingradeinti para 4 personas:

- 800g niño
- 500 g de finocchetti sardos
- 50g de mantequilla
- 50g de bacon
- 1 cebolla ajo albahaca y perejil
- sal pimienta

Procedimiento:

Crear una picada de cebolla, ajo, perejil, tomates y albahaca, ponerla en un bol, cortar el cabrito en trozos grandes, sazonar con mantequilla y tocino picado, freír hasta que la carne esté dorada, en ese momento añadir las especias picadas y los tomates. Dejar que se aromatice y retirar del fuego. Hervir el hinojo en agua con sal y escurrirlo a mitad de la cocción, añadirlo a la carne y cocer todo junto durante 1 hora, servir caliente.

Patatas rellenas al horno

Ingredientes para 4 personas:

800 g de patatas 150 g de carne de vacuno picada queso parmesano provola ajo vino blanco aceite sal pimienta

Procedimiento:

Lavamos las patatas y las cocinamos en el horno durante 1 hora a 190°, a parte en una sartén, salteamos la carne con un poco de aceite y un diente de ajo, pasamos 1 hora, estaete las patatas las cortamos por la mitad y las ahuecamos para crear pequeños recipientes, con el relleno de las patatas y la carne y el queso provolone, creamos un compuesto que vamos a insertar en las cáscaras de las patatas, espolvoreamos con queso parmesano y pasamos las barquitas de patata al horno 5 minutos con el grill.

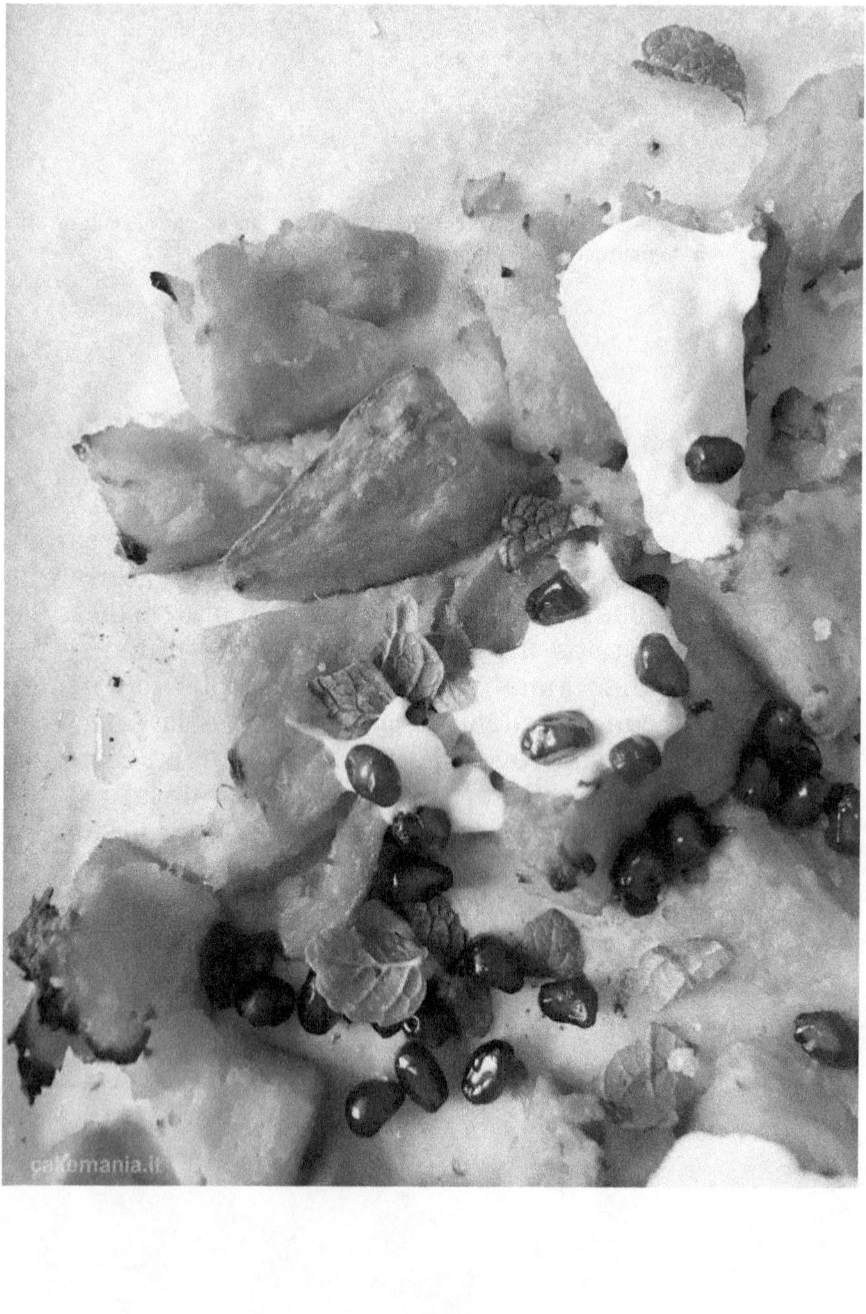
cakemania.it

Pollo a la naranja

Ingradeinti para 4 personas:

500 g de pechuga de pollo 50 g de harina00 2 naranjas mantequilla 400 g de dátiles ajo tomillo aceite pimienta y sal

Procedimiento:

Cortar los dátiles por la mitad, salarlos y escurrirlos en un colador durante media hora, en una sartén calentar un poco de aceite y un diente de ajo, añadir los tomates y el tomillo, por separado exprimir el zumo de 2 naranjas, enharinar las pechugas de pollo y cocinarlas en una sartén, a mitad de cocción añadir el zumo de naranja, sal y pimienta, cuando el pollo esté cocinado, colocarlo en un plato y acompañarlo con los tomates.

Disfruta de tu comida.

Rosti

Ingradeinti para 4 personas

750g de patatas 55g de mantequilla sal pimienta

Procedimiento:

lavar y poner en una olla llena de patatas de agua, llevar a ebullición durante 15 minutos, pelar y cortar en tiras (ayudarse con un rallador multifaccia), sal pimienta, en una sartén, derretir una nuez de mantequilla, poner parte de las patatas y compactado haciendo que se adhieren a la sartén, después de 2-3 minutos, gire como si fuera una tortilla, el rosti debe ser crujiente y colorido

¡servir caliente!

Conejo y piñones

Ingradeinti para 4 personas:

1 conejo entero 100g aceitunas romero tomillo ajo caldo de carne laurel piñones sal pimienta

Preparación:

Dividir el conejo en 5 trozos, dorarlo con una hoja de laurel y una ramita de tomillo; rociarlo con un vaso de vino tinto, luego añadir las aceitunas sin hueso, los piñones y el caldo de carne, dejarlo cocer tapado durante al menos 1 hora

servir en una bonita fuente con todo el jugo de la cocción.

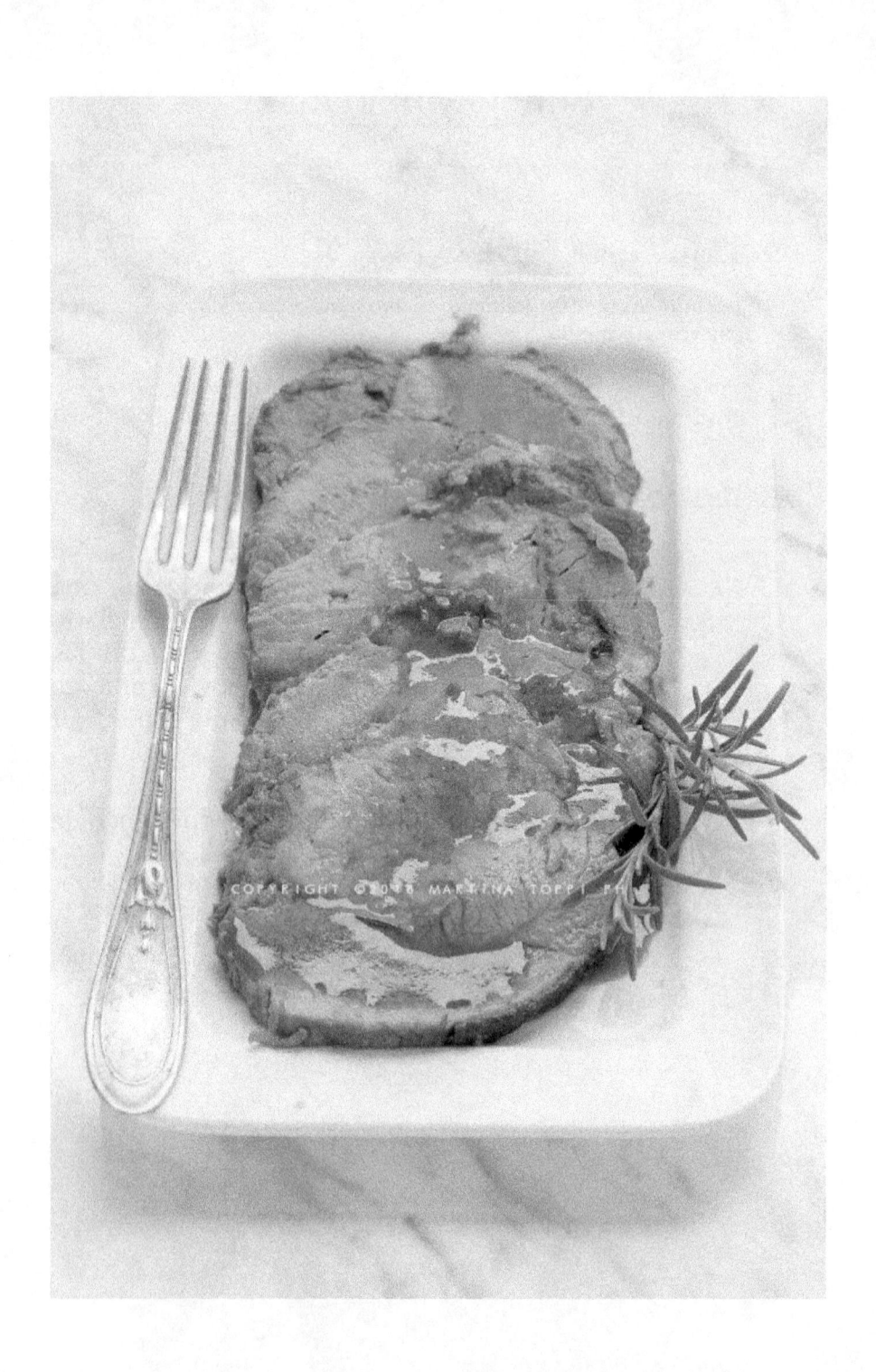

Carne en rodajas

Ingradeinti para 4 personas:

800g de solomillo 100g de rúcula tomates sal pimienta aceite

Procedimiento:

Comenzar inmediatamente a limpiar y cortar los tomates, lavar y cortar la rúcula y dejar todo a un lado, ahora tomar el solomillo y eliminar cualquier filamentos grasos, cuvinar el solomillo durante 3-4 minutos por lado cu un plato acanalado, componer el plato poniendo la base con tomates rúcula, por encima de la cual adageremo el solomillo, cortado en rodajas de ½ cm cada uno.

Disfrute de su comida.

Lubina y aceitunas

Ingradeinti para 4 personas

1 lubina cebollas zanahorias apio ajo 250g guindillas laurel hojas perejil sal aceite pimienta albahaca

Procedimiento:

Hacer una picada con todas las verduras y ponerlas en una sartén con abundante aceite, aparte limpiar la lubina, escamarla y eviscerarla;

Salar el interior e insertar una hoja de laurel y ½ rodaja de limón, ahora colocarlo en la sartén con las verduras, a 180 ° durante 25 - 30 minutos, dependiendo del tamaño de su lubina.

Langostinos en guiso

Ingradeinti para 4 personas:

600 g de gambas 400 g de tomates pelados ajo guindilla perejil sal y pimienta

Preparación:

Limpiamos cuidadosamente los langostinos, les quitamos la cabeza las patas y el hilo negro del lomo, en este punto calentamos una sartén con un poco de aceite y freímos durante 1 minuto los langostinos, bajamos el fuego y añadimos los tomates, 1 cucharadita de azúcar glas y 1 vaso de agua, dejamos cocer con la tapa puesta 5 minutos como máximo, ya sin tapar subimos el fuego añadimos el perejil picado pasados 15 minutos, todo estará listo, servimos con toda la salsa que se creará en la sartén

Disfrute de su comida.

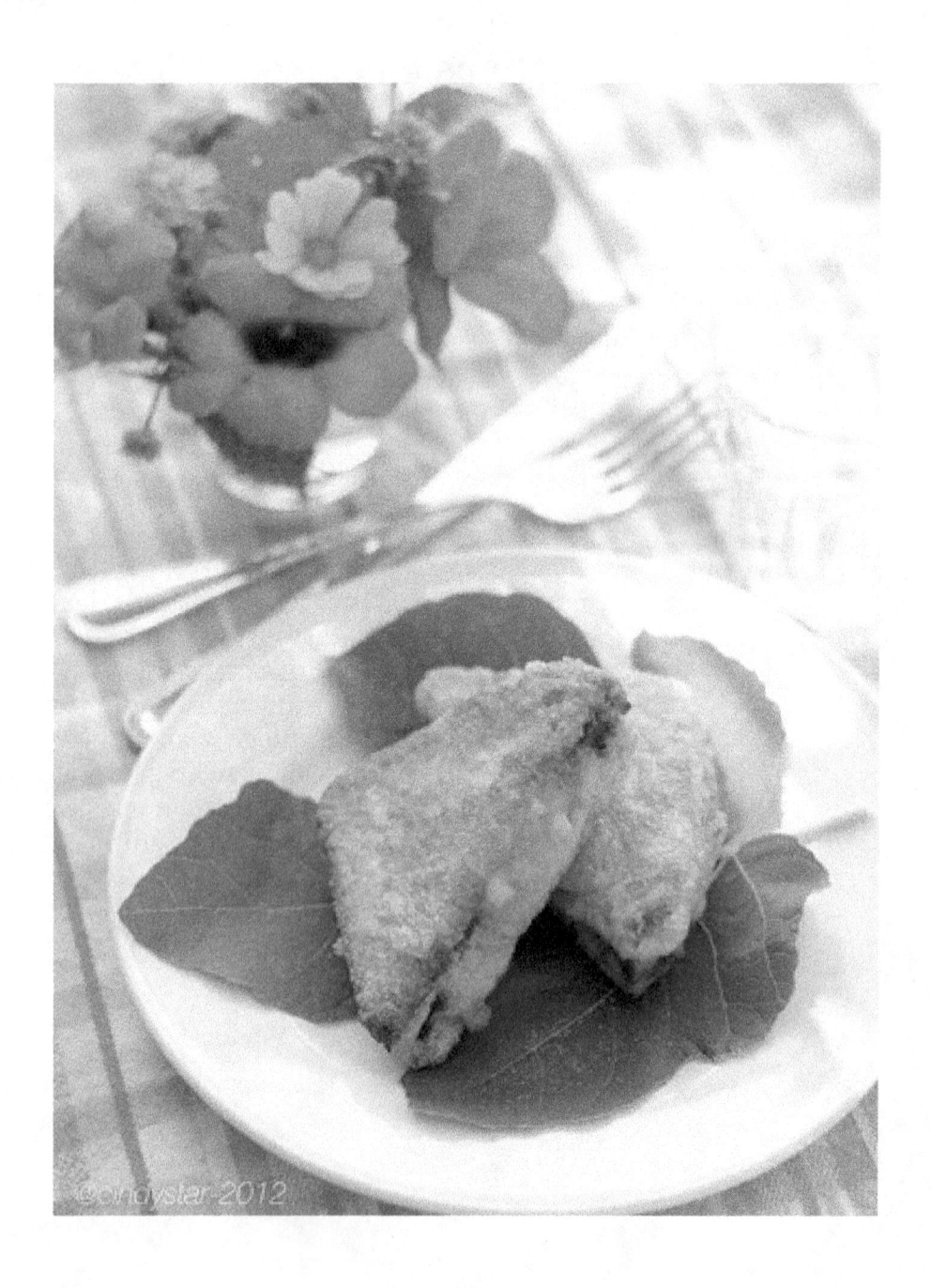

Fruta Mozzarella

Ingradeinti para 4 personas:

500 g de mozzarella 2 huevos leche harina00 pan rallado sal y pimienta

Procedimiento:

¡Coge la mozzarella y crea cubos iguales, déjalos en un escurridor para que pierdan todo el líquido, luego pasa los cubos en harina00, pásalos por huevo batido y finalmente por pan rallado, cuando el aceite alcance los 170 grados, fríe 3-4 trozos a la vez, cuando hayan alcanzado un bonito color dorado, escúrrelos del aceite y colócalos en un trozo de papel de cocina, sírvelos inmediatamente así en cada bocado crearás el hilo de mozzarella!

Disfrute de su comida.

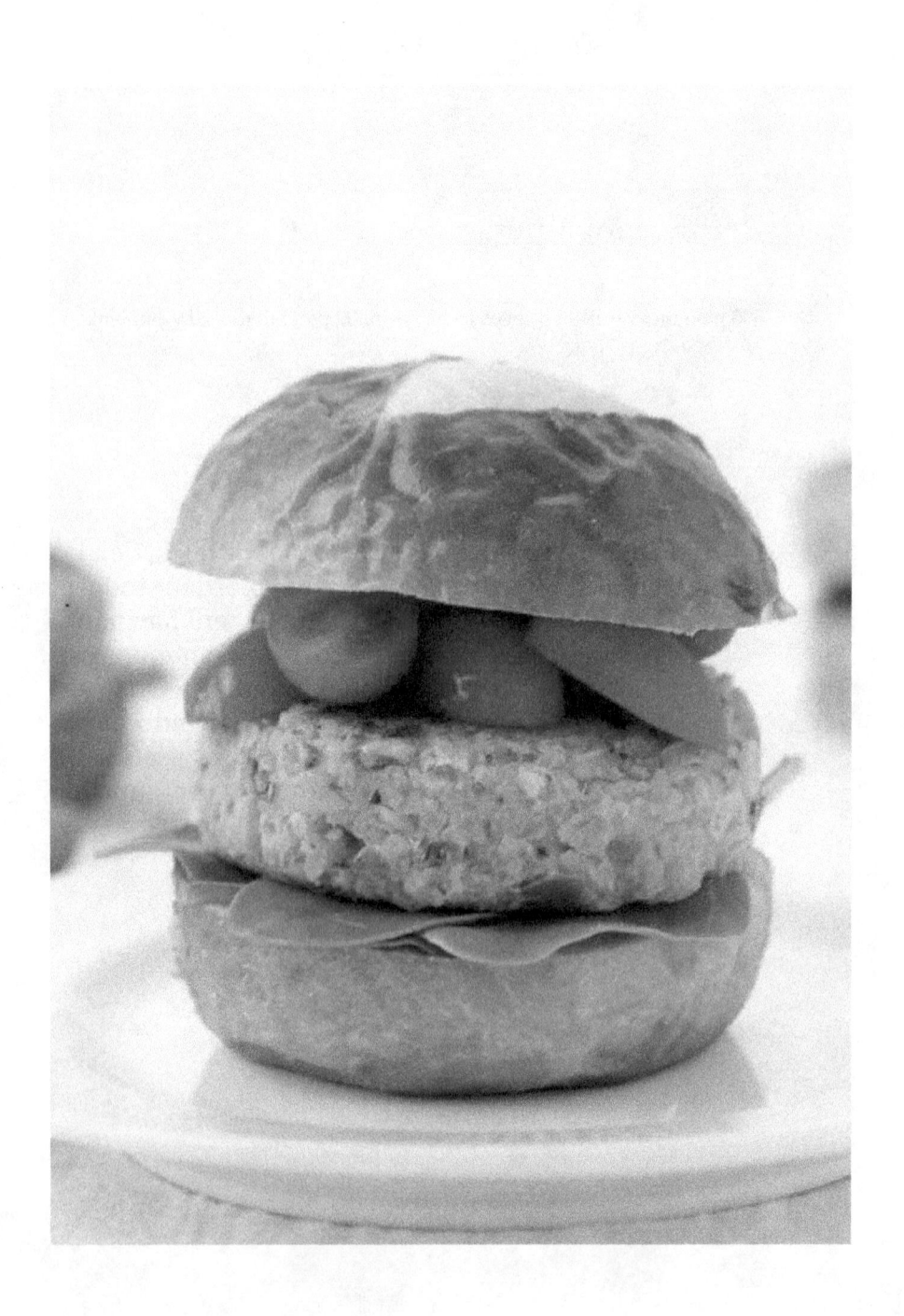

Chuleta vegetariana

Ingradeinti para 4 personas:

450 g de calabacines 100 g de queso scamorza pan rallado parmesano sal pimienta aceite 2 huevos

Preparación:

Freír el calabacín y el provolone, añadir el pan rallado y el queso parmesano, mezclar hasta conseguir una masa compacta y lisa, de la que obtendremos las bolas que luego haremos finas y daremos forma de chuleta; en este punto, en un plato, bate los huevos y sumerge de uno en uno tus chuletas, pásalas por pan rallado y cocínalas en una sartén con una cucharada de aceite, cuando las chuletas tomen un bonito color dorado, satano listas para ser servidas

Disfrute de su comida.

Huevos rústicos

Ingradeinti para 4 personas

4 huevos 300 g de puré de tomate 130 g de queso tomini aceite de romero sal pimienta

Preparación:

cortar cubos de tomini, separar en una fuente de horno, añadir parte del puré de tomate y forrar toda la fuente, ahora introducir los 4 huevos enteros, añadir los cubos de queso y añadir el resto de la salsa; hornear durante 30 minutos a 180°.

Servir bien caliente con picatostes de pan asado.

Disfrute de su comida.

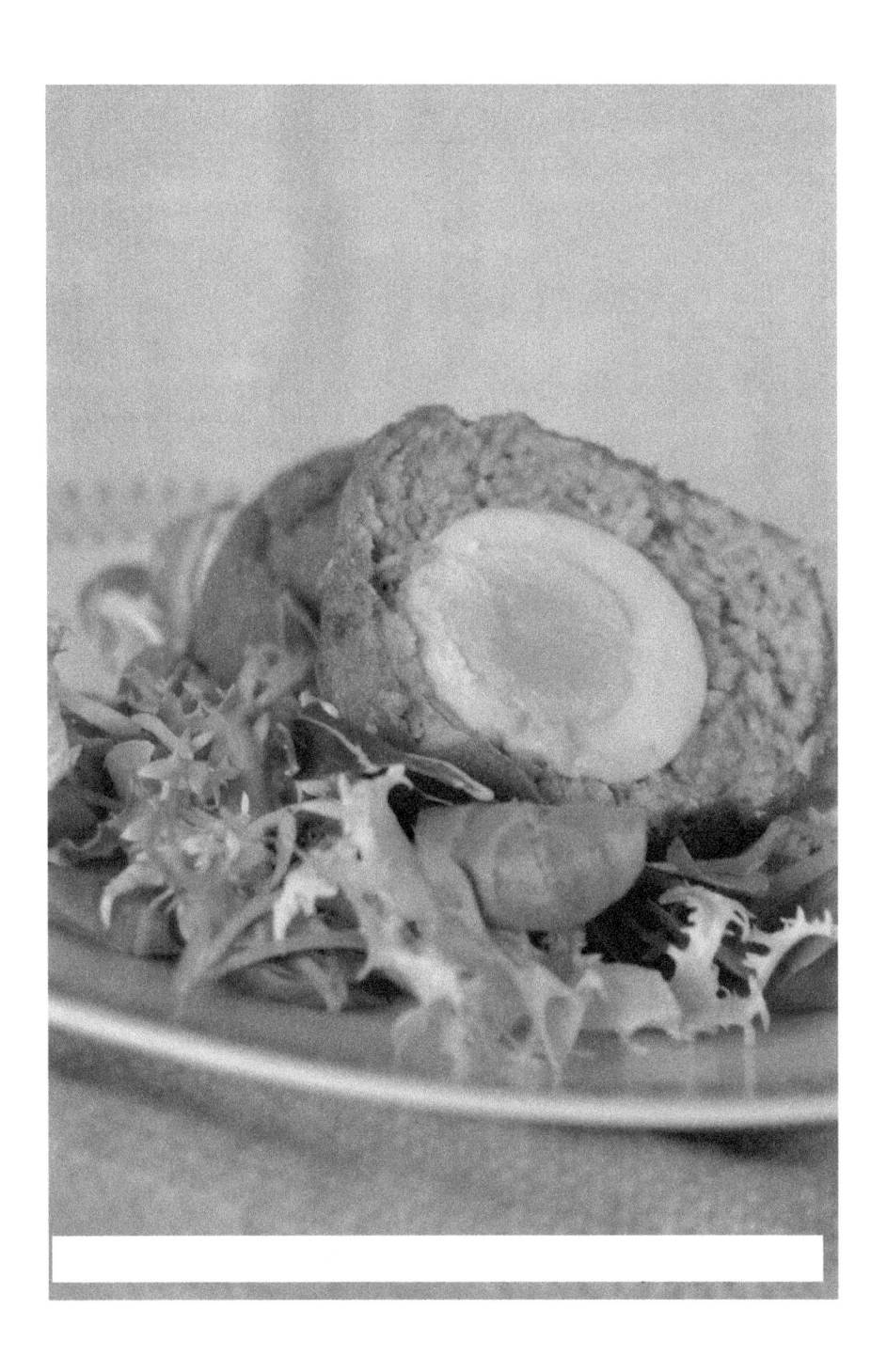

Estofado de cerdo

Ingradeinti para 4 personas:

800 g de lomo de cerdo 450 g de patatas apio zanahorias cebolla romero mantequilla 800 ml de cerveza de doble malta sal pimienta ajo harina

Preparación:

¡Cortar el lomo de cerdo en cubos y enharinarlos, aparte estritar la cebolla, zanahorias, apio y romero, en una cacerola derretir una nuez de mantequilla e introducir las verduras, lascuarle el guiso y luego añadir la carne de cerdo y la cerveza, cerrar con tapa, aparte pelar y cortar las patatas en cubos, después de 40 minutos añadirlas a la carne y cocinar sin tapa durante 30 minutos a fuego medio, cuando se forme la crema, impiattate!

Cerdo agridulce

Ingradeinti para 4 personas

400g de carne de cerdo zanahorias apio pimientos rojos y verdes 150g de piña cebolla aceite harina00 polvo de hornear salsa pomooro vinagre blanco azúcar moreno amigo del maíz zumo de piña salsa de soja

Procedimiento:

Cortar la carne de cerdo en dados, cortar en juliana las zanahorias y los pimientos; crear un rebozado con 80g de harina, aceite de semillas y levadura, sumergir cada dado de cerdo y freírlo; en un wok, freír las verduras y la piña en dados 2-3 minutos serán suficientes; en un segundo wok, añadir el laceto de azúcar y la salsa de soja, añadir el zumo de piña, en este punto añadir las verduras y por último la carne de cerdo frita; servir inmediatamente, antes de que la fritura se ablande

buonppetito

Pollo Goloso

Ingradeinti para 4 personas

8 muslos de pollo ajo pimentón mostaza romero tomillo aceite ralladura de limón ralladura de naranja polenta harina sal y pimienta

Procedimiento:

Marinar en un bol los muslos con aceite, sal y pimienta, añadir mostaza, pimentón, tomillo y ralladura de naranja y limón, mezclar y añadir la harina de polenta, el ajo, la sal y la pimienta; ahora coger los muslos de pollo y pasarlos por la mezcla de especias y cocinarlos en una sartén con 2 cucharadas de aceite de oliva.

Sirva los muslos crujientes inmediatamente.

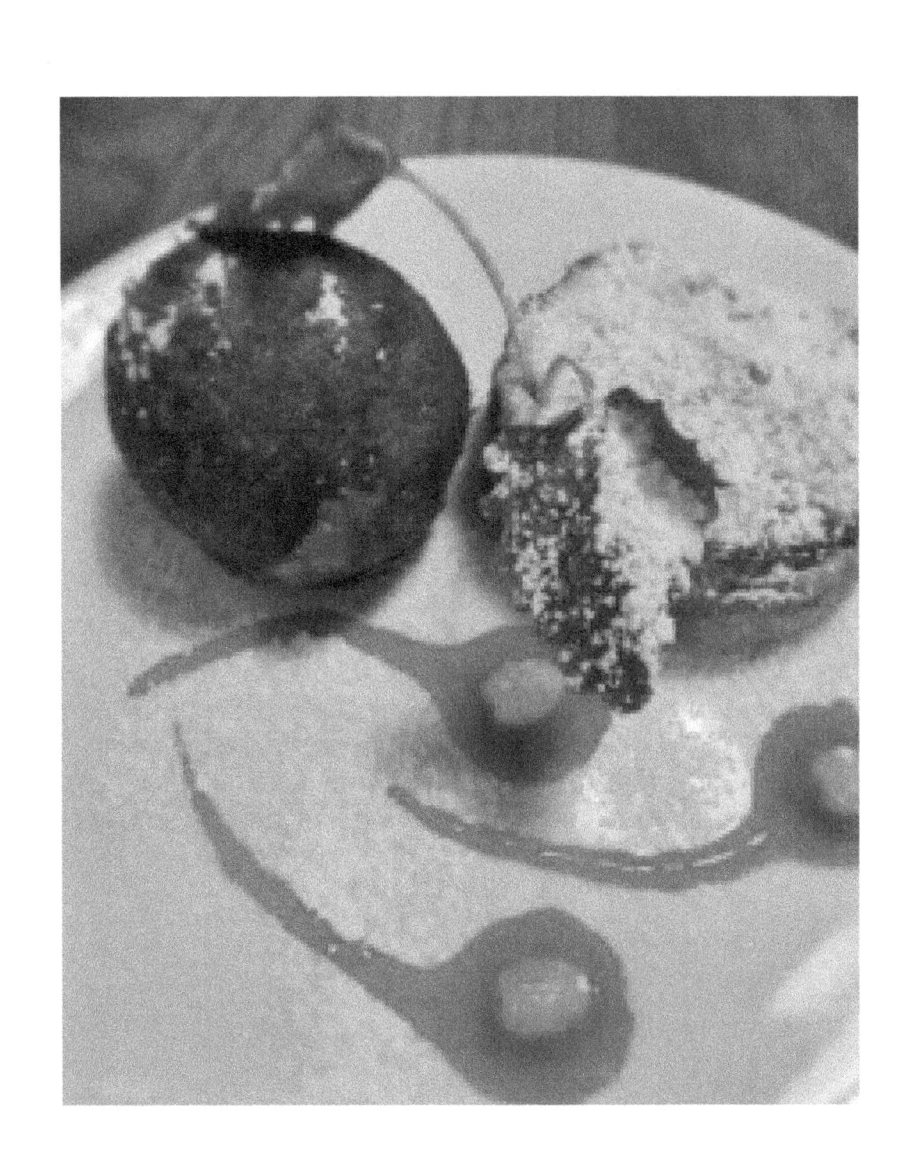

Estofado irlandés

Ingradeinti para 4 personas:

1kg de carne de vacuno (una pieza) una lata de guinness tomillo pimienta negra sal 170g de zanahorias pimentón 2 cucharadas de harina00 aceite pasta de tomate perejil ajo

Procedimiento:

Cortar la carne en cubos y ponerla en un recipiente con 2 cucharadas de aceite; picar las cebollas y las zanahorias, añadir la harina y el pimentón y añadirlos a la carne, dorar la carne durante 20 minutos en una sartén con aceite y añadir las cebollas quindiaglio pasta de tomate; poner la guinness en la olla, tapar y dejar cocer; después de 15 minutos poner las zanahorias en la olla, tapar durante otros 20 minutos, ahora la carne será suave y sabrosa.

Servir con puré de patatas.

Alcachofas rellenas

Ingradeinti para 4 personas

8 alcachofas 1 huevo sal pimienta pan rallado caldo de verduras parmesano ajo perejil 300g de carne picada tomillo

Procedimiento:

Limpiamos las alcachofas y quitamos todas las hojas hasta llegar a las blancas, para no ennegrecer las alcachofas las remojamos en agua y limón, por separado preparamos la carne con 1 huevo, pan rallado, queso parmesano y tomillo picado, añadimos el ajo y el pan rallado, mezclamos todo, cogemos las alcachofas y abrimos el corazón para crear un guijarro que vamos a rellenar con la carne, ahora colocamos las alcachofas en una fuente de horno y horneamos durante 30 minutos a 190º.

Sírvelo inmediatamente.

Pollo crujiente

Ingradeinti para 4 personas:

4 pechugas de pollo 100 g de copos de maíz pimentón 1 huevo leche

Procedimiento:

en una fuente de horno poner los copos de maíz y aplastarlos, añadir el pimentón y mezclar; por separado en un segundo recipiente, batir el huevo con la leche y la sal, luego pasar las pechugas de pollo primero en el huevo y luego en los cereales; cocinar en una sartén con 2 cucharadas de aceite

Servir con una buena ensalada de temporada o salsa tzatziki.

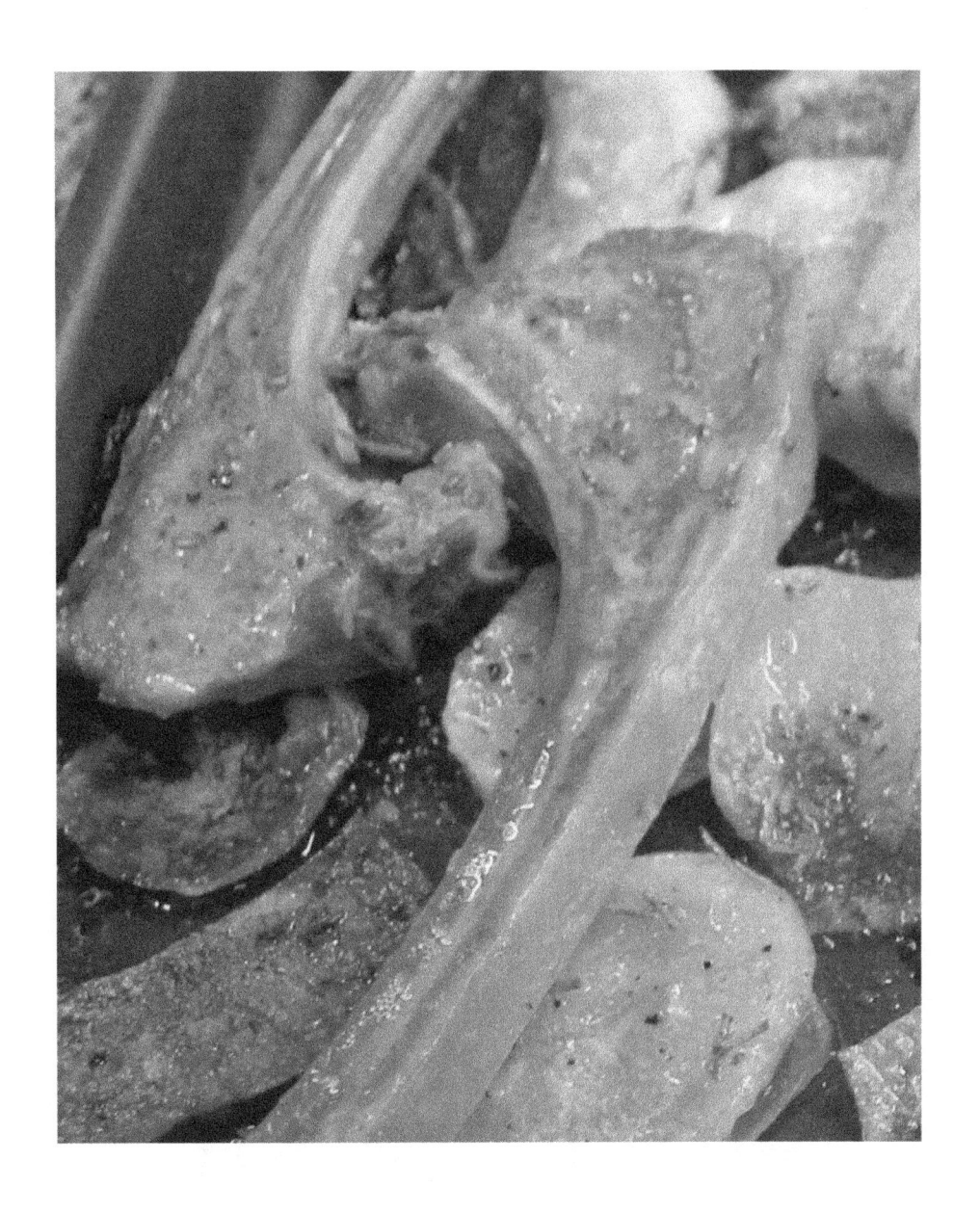

Cordero al horno

Ingradeinti para 4 personas:

800 g de chuletas de cordero tomillo romero pimienta en grano ajo aceite cáscara de 1 limón 500 g de patatas

Procedimiento:

Limpiar las chuletas para que la carne se mantenga unida y los huesos estén limpios, dejarlas marinar con aceite de romero, tomillo y pimienta y la ralladura de un limón, taparlas y dejarlas reposar en la nevera de 3 horas en adelante; a un lado pelar las patatas y cortarlas en cubos, salpimentar y añadir el romero y el aceite, a continuación, tomar el cordero y transferirlo a una fuente de horno con patatas, cubrir los huesos de las costillas con papel de aluminio, para evitar que se queme, hornear durante 1 hora a 200 °.

Pollo enrollado

Ingradeinti para 4 personas:

400 g de pechuga de pollo pimienta sal aceite de semillas queso scamorza en rodajas romero en rama

Procedimiento:

Golpear las pechugas de pollo para que queden muy finas, colocar encima 1 o 2 lonchas de queso provolone, y también de spek; enrollar todo y cerrar los rollos con un palillo, gratinar en la parrilla o en una sartén grillada hasta que el pollo esté bien cocido.

Cerdo con vino

Ingradeinti para 4 personas:

400g de filete de cerdo 300g de vino tinto cáscara de limón chalota 50g de mantequilla aceite pimienta salvia romero sal

Procedimiento:

Picar la chalota y sumergirla en el vino tinto, el romero, la ralladura de limón y la mantequilla; encender el fuego durante 5-6 minutos; atar los filetes y cocinarlos en abundante mantequilla derretida en una sartén con pimienta y romero; cuando los filetes estén listos, emplatarlos y rociarlos con la salsa de vino filtrado.

Disfrute de su comida

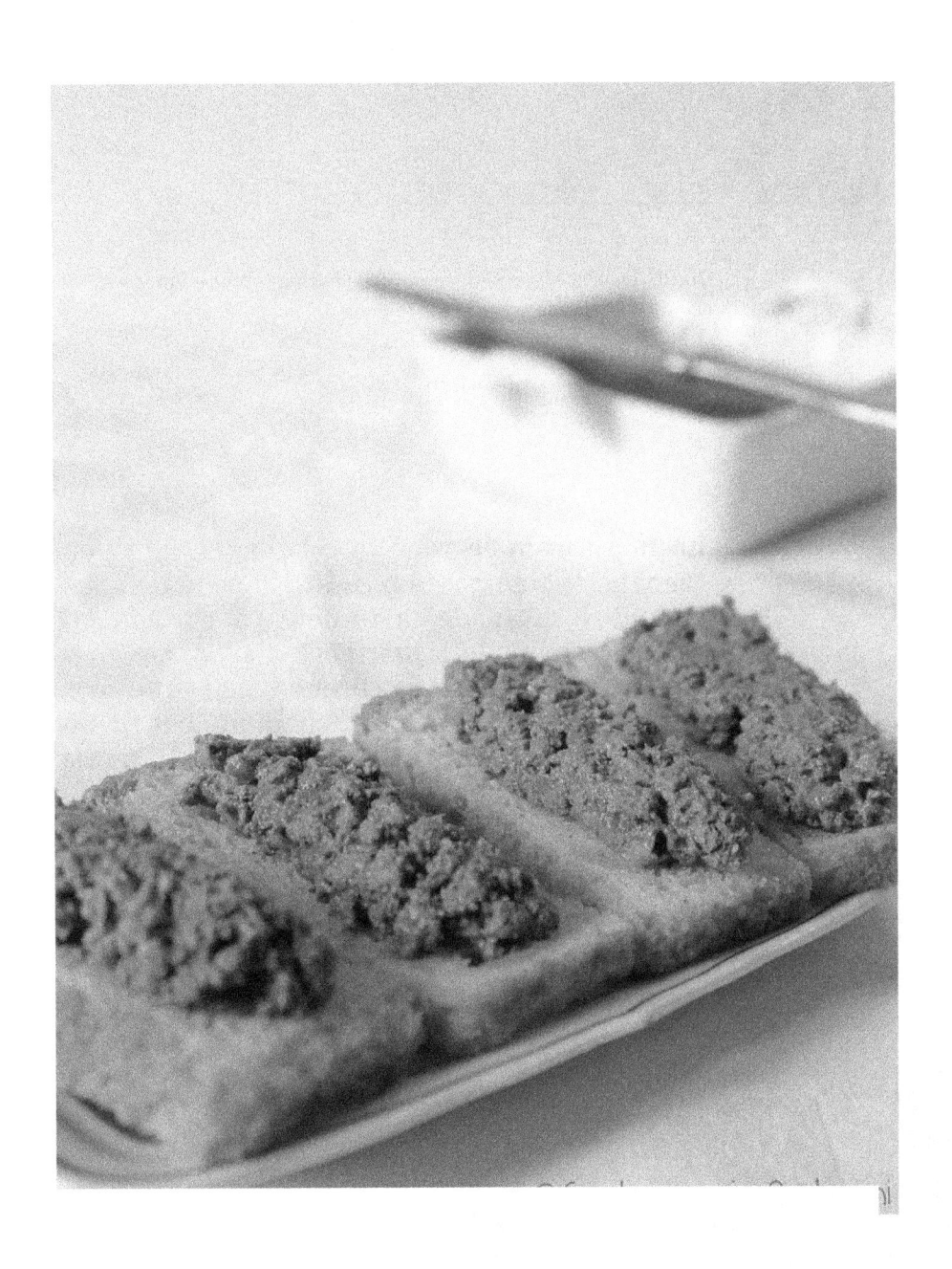

Estofado de ternera

Ingredientes para 4 personas

800 g de aceite de ternera caldo de carne apio harina cebollas vinorosso sal pimienta champiñones ajo perejil

Preparación:

En una sartén se fríen la cebolla, el apio y la zanahoria finamente picados; al cabo de unos minutos se añade la ternera ya cortada en guisos; se añade la harina y 2 vasos de vino tinto; se tapa y se deja cocer a fuego lento; por separado se cortan los champiñones y se saltean con el perejil; al cabo de 10-15 minutos se añaden los champiñones a la ternera, cuando se haya formado la crema, el guiso estará listo

Servir en un frío domingo de invierno

Carne a la parrilla

Ingradeinti para 4 personas

chuletas de cerdo salchichas

Procedimiento:

marinar toda la carne con ajo, aceite, sal, pimienta, romero y zumo de limón, cubrir el conjunto con film transparente, dejar que todo coja sabor durante al menos 24 horas, después encender la parrilla y cocinar todos los trozos de carne, también se pueden añadir algunas verduras como calabacines o pimientos y quizás crear brochetas, tener cuidado de no quemar los trozos de carne con una brasa demasiado caliente, potrese acompañar la carne con salsa thathiki

¡buena parrillada!

Cotechino y Lentichcie

Ingredientes para 4 personas

300 g de lentejas 300 g de cotechino zanahorias apio aceite laurel romero caldo de verduras sal y pimienta

Procedimiento:

remojar las lentejas durante un par de horas, por separado poner a hervir una olla de agua y remojar la salchicha durante 30 minutos, a continuación, picar el apio, las zanahorias y la cebolla, spadellateli hasta que no se dore y luego añadir las lentejas escurridas, sazonado con sal pimienta y romero, abrir la salchicha y servir en rodajas con lentejas

¡Feliz Año Nuevo!

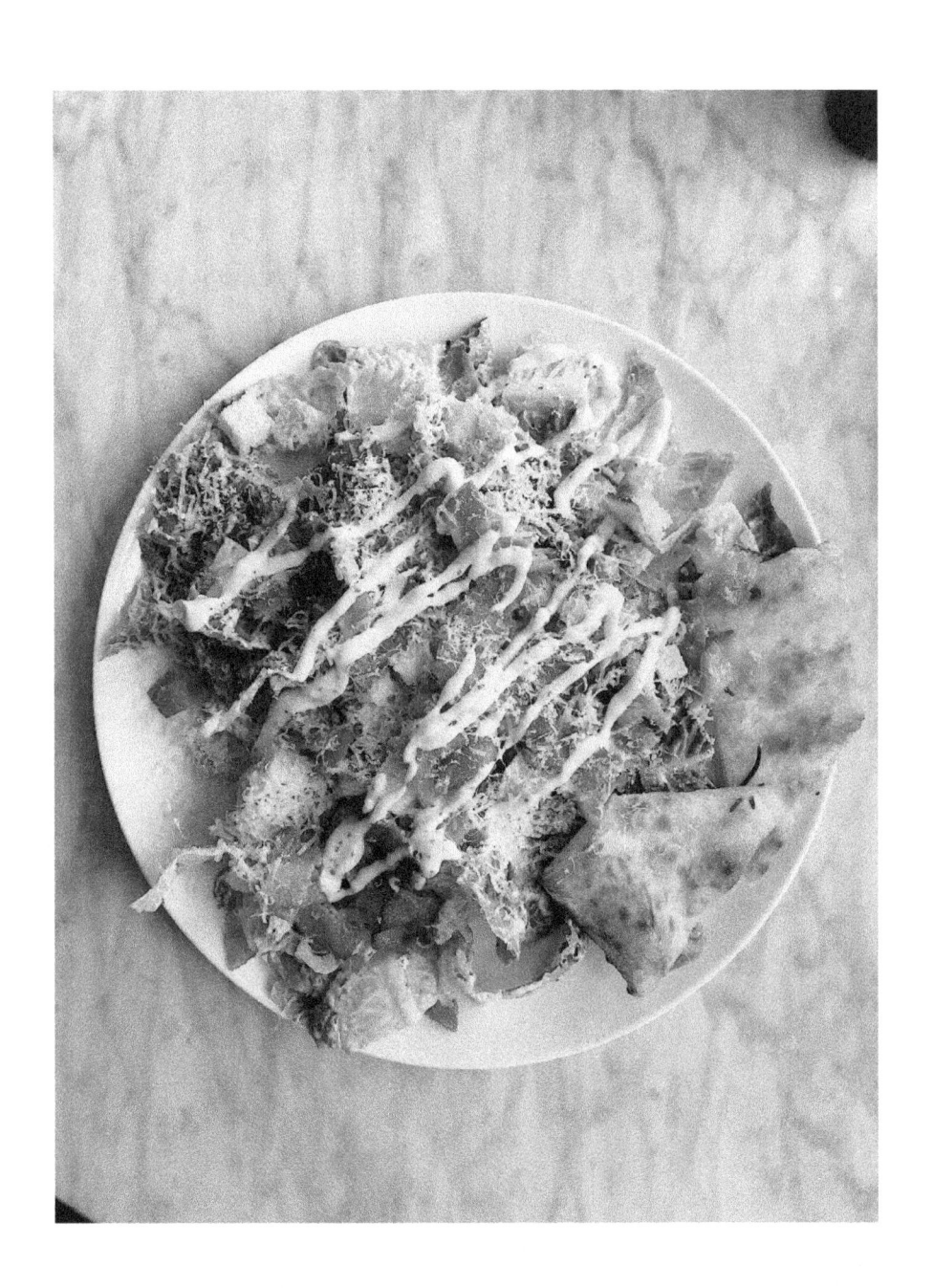

Asado de leche

Ingredientes para 4 personas

1kg de ternera 1l de leche vino blanco mantequilla zanahorias cebollas apio laurel ajo pimienta sal

Procedimiento:

Se liga la ternera como un asado; por separado en una batidora se pica el apio la cebolla el ajo; en una olla suficientemente capaz se derriten 2 nueces de mantequilla y se dora el asado por todos los lados y se retira, en la misma olla se introducen las verduras picadas anteriormente, cuando estén doradas se introduce el asado y la leche, se tapa y se deja a fuego lento un par de horas; A continuación, sacar el asado y hacer unas rodajas; con una batidora de inmersión triturar lo que queda en la olla; luego servir el asado con su crema de leche.

Conejo de campo

Ingredientes para 4 personas

1kg de conejo cebolla aceite salvia romero guindilla ajo 400g de puré de tomate sal pimienta 500ml de caldo

Preparación:

Limpia el conigio, en una sartén con una cucharada de aceite dora la cebolla picada con la guindilla, el romero y la salvia, ahora añade el conejo cortado en 5-6 trozos, introduce el caldo y el puré, tapa y cocina a fuego medio durante 20 minutos, dale la vuelta de vez en cuando, si quieres también puedes introducir en la sartén las vísceras del conejo, tuesta los picatostes de pan y sírvelos con el conejo.

Filetes de bacalao

Ingredientes para 4 personas:

600g de bacalao 50g de piñones mantequilla 50g de farin00 sal pimienta perejil

Procedimiento:

Tostar los piñones en una sartén antiadherente y mantenerlos a un lado, en la misma sartén derretir 80 g de mantequilla, por separado combinar la harina con la pimienta, a continuación, inflar los filetes y cocinarlos en la sartén con mantequilla, aciugateli del exceso de aceite y mantenerlos a un lado, en la misma sartén añadir 150 ml de agua perejil picado piñones y esperar hasta que el agua se haya evaporado, servir sus filetes con la salsa acaba de tirar.

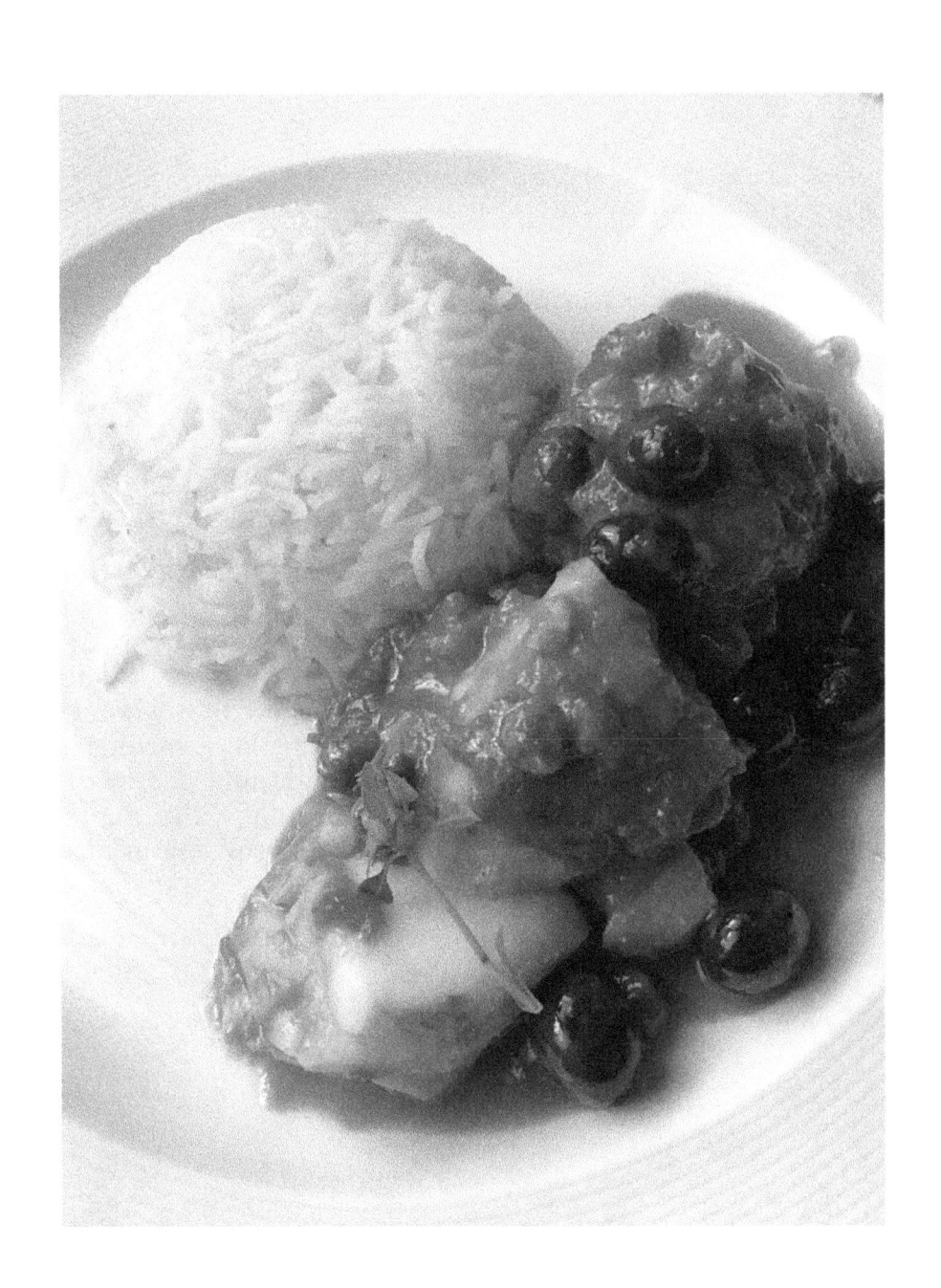

Sardinas A Beccafico

Ingredientes para 4 personas:

500 g de sardinas hojas de laurel pan rallado pasas perejil anchoas azúcar sal pimienta aceite miel

Procedimiento:

en un bol se ponen las pasas con agua fría durante 10 minutos, aparte en una sartén se vierte 1 cucharada de aceite y se tuesta el pan rallado, se pica el perejil las anchoas y se añade a las pasas escurridas con los piñones y la sal; A continuación, disponga las sardinas, extienda la mezcla sobre cada una de ellas y enróllelas bloqueándolas con un palillo, ahora colóquelas en una fuente de horno engrasada, 25 minutos en el horno a 200 °.

Callos a la parmesana

Ingredientes para 4 personas:

1,5 kg de callos limpios cebolla aceite caldo de carne parmesano sal pimienta 200 g de puré de tomate

Procedimiento:

Picamos la cebolla y la doramos en una sartén; cortamos los callos en tiras y los ponemos en la sartén durante 6 minutos; añadimos el puré de tomate, el caldo y el queso parmesano y cocinamos durante 20-30 minutos; una variación podría ser añadir judías cannellini para hacer nuestra receta aún más rústica.

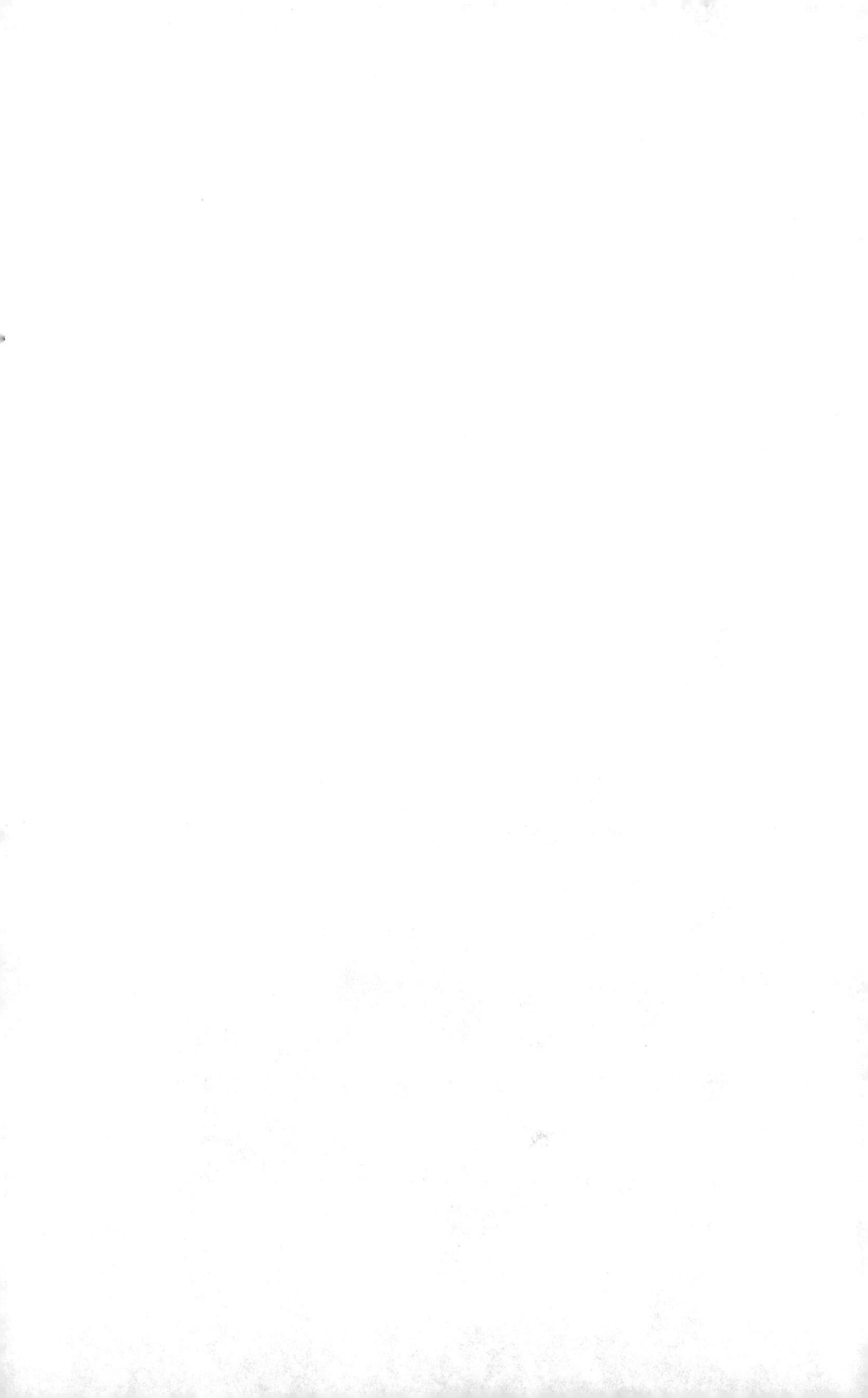

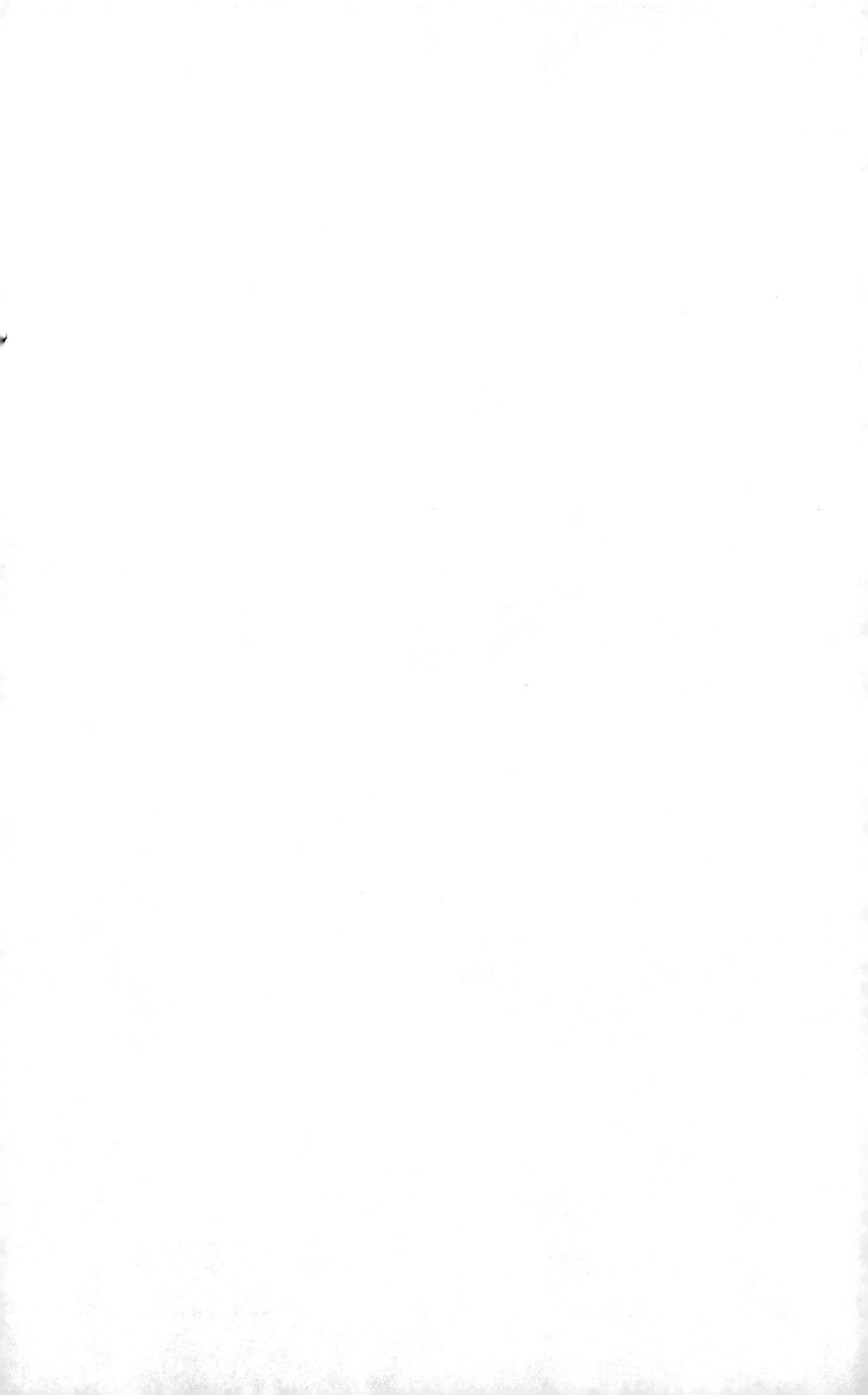

CPSIA information can be obtained
at www.ICGtesting.com
Printed in the USA
BVHW031506240521
607999BV00001B/6